Dr Armand HÉRISSET
DE L'UNIVERSITÉ DE PARIS
PHARMACIEN DE 1re CLASSE

CONTRIBUTION A L'ÉTUDE

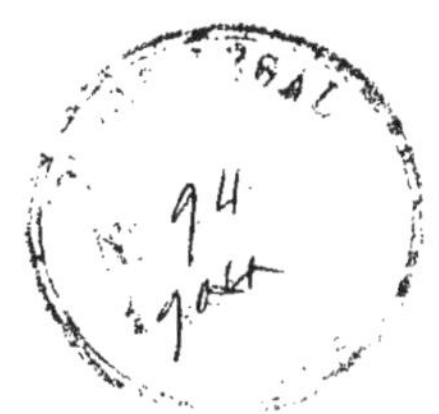

DES

RHINOLITHES

PARIS
Jules ROUSSET
RUE CASIMIR-DELAVIGNE
ET 12, RUE MONSIEUR-LE-PRINCE
(anciennement 36 rue Serpente)

1904

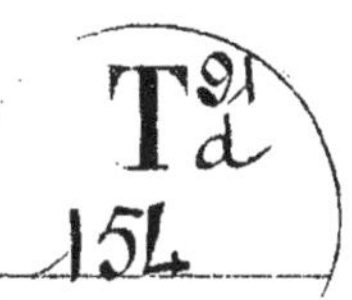

Dr Armand HÉRISSET
DE L'UNIVERSITÉ DE PARIS
PHARMACIEN DE 1re CLASSE

CONTRIBUTION A L'ÉTUDE

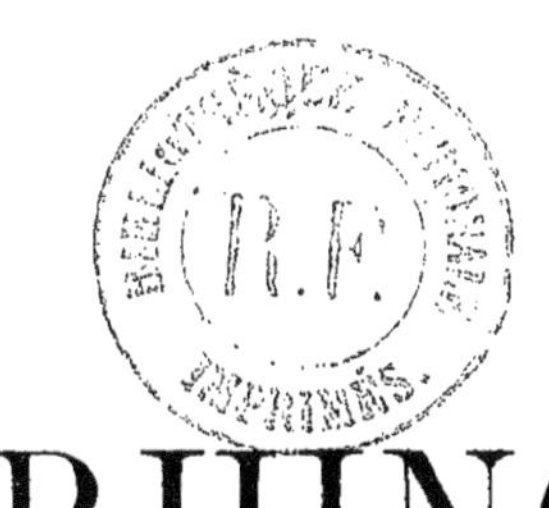

DES

RHINOLITHES

PARIS
Jules ROUSSET
RUE CASIMIR-DELAVIGNE
ET 12, RUE MONSIEUR-LE-PRINCE
(anciennement 36 rue Serpente)
—
1904

A LA MÉMOIRE DE MON PÈRE

A MA MÈRE

A MES PARENTS

A MON ONCLE MONSIEUR MAUPILLIER

TÉMOIGNAGE DE PROFONDE RECONNAISSANCE

A MES AMIS

A MES MAITRES

DES ÉCOLES DE MÉDECINE DE NANTES ET D'ANGERS ET DE

LA FACULTÉ DE MÉDECINE DE PARIS

A MES MAITRES

DANS LES HÔPITAUX

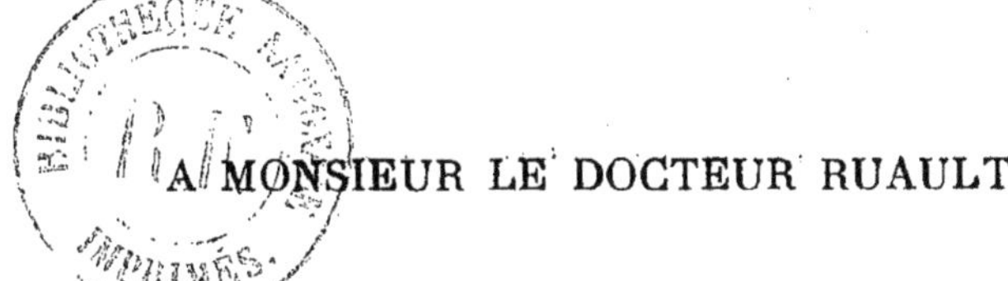

A MONSIEUR LE DOCTEUR RUAULT

MÉDECIN HONORAIRE DE L'INSTITUTION NATIONALE DES SOURDS-MUETS, MÉDECIN CONSULTANT DES MAISONS D'ÉDUCATION DE LA LÉGION D'HONNEUR

CHEVALIER DE LA LÉGION D'HONNEUR

A MON PRÉSIDENT DE THÈSE

MONSIEUR LE PROFESSEUR CORNIL

PROFESSEUR A LA FACULTÉ DE MÉDECINE

MEMBRE DE L'ACADÉMIE DE MÉDECINE

OFFICIER DE LA LÉGION D'HONNEUR

INTRODUCTION

Sur le point de terminer nos études médicales, il nous est agréable au début de ce travail d'adresser le témoignage de notre vive gratitude à tous les Maîtres qui ont bien voulu nous honorer de leur bienveillance et nous aider de leurs conseils.

Que M. le Docteur Ruault veuille bien accepter l'hommage de notre profonde reconnaissance. Nous n'oublierons jamais les heures passées à sa clinique pendant lesquelles nous avons pu apprécier, outre son excessive bonté, toute l'étendue et la variété de ses connaissances scientifiques que nous avons si souvent mises à contribution.

Nous sommes fier, et à juste titre, que M. le Professeur Cornil ait bien voulu nous faire l'honneur de présider notre thèse. Nous le prions de croire à notre respectueuse reconnaissance.

Que M. le Professeur Hayem soit assuré de notre profond respect. Pendant l'année passée chez lui, à l'hôpital Saint-Antoine, nous avons eu la bonne fortune d'être guidé dans notre service hospitalier par MM. les Docteurs Bensaude, chef de Clinique, et Ghika, chef de Clinique adjoint. Nous n'oublierons jamais la bienveillance avec laquelle ils nous ont prodigué leurs conseils et nous nous efforcerons de les mettre en pratique.

Nos amis les docteurs Charles Martin, professeur suppléant à l'Ecole de Médecine d'Angers, Jean Roché et Camille Vinsonneau, anciens Internes des Hôpitaux, Sébilleau, interne aux Enfants-Malades que nous avons si souvent mis à contribution, sont assurés de notre sincère amitié et de notre entier dévouement.

Il serait vraiment ingrat de notre part d'oublier en cette occasion les excellents amis que nous avons ren contrés pendant le cours de nos études, et parmi eux : MM. Perrault, Petit, Lafoy, Roulleau, Degonville, etc.

Qu'ils soient assurés du souvenir excellent et impérissable que nous gardons d'eux tous.

L'idée de cette thèse nous fut donnée par notre Maître, M. le Docteur Ruault à qui nous devons les deux observations publiées au chapitre — anatomie pathologique. — Nous avons ajouté à ces observations les résultats de nos recherches personnelles et une radiographie que nous devons à l'obligeance de M. Infroy, le distingué chef du Laboratoire de Radiographie de la Salpétrière ;

nous le prions d'accepter nos bien sincères remerciements.

Nous avons divisé ce travail en six chapitres. A la fin de chacun d'eux nous avons ajouté quelques observations dont la lecture nous a paru utile.

HISTORIQUE

Les premiers cas de rhinolithiase décrits, remontent au XVIe siècle.

En 1505, Mathias de Gardi (*dans la Pratica, journal vénitien*) raconte avoir vu un malade, rendre un calcul par le nez.

En 1654, Bartholin cite deux cas intéressants.

Clauder, en 1685 extrait un calcul nasal de la grosseur d'une noix, et d'une dureté telle, qu'il ne peut le briser au marteau.

De Kerne en 1700, Vitellus Riedlinus en 1706, Wepfer en 1727, Ruysh en 1733, publient des faits de ce genre, mais se bornent à énumérer des faits, sans en tirer de conclusions.

En 1736 Plater, sans rapporter d'observation nouvelle, attribue la pathogénie des calculs nasaux aux modifications de la pituite ; d'après lui, la présence d'un corps étranger venu du dehors, n'est pas chose indispensable ; les exsudats en se desséchant, et en séjournant longtemps dans les anfractuosités des cavités nasales, peuvent s'incruster de sels calcaires, et devenir le noyau d'un futur rhinolithe.

Horn en 1788, raconte l'histoire d'un meunier, qui éternua en mangeant des cerises ; dix-huit mois après il rendit un calcul avec un noyau de cerise au centre.

Au commencement du siècle dernier Saviale, Graeffe Axmann, etc. citent des cas de rhinolithis, avec ou sans noyau.

En 1815, Hyppolyte Cloquet dans l'Osphrésiologie, publie une intéressante étude des fosses nasales.

En 1845, Demarquay réunit les observations antérieures, et y ajoute un fait nouveau, observé dans le service de Blandin. Il eut le mérite de publier le premier travail sérieux sur la question.

A partir de ce moment, les cas de rhinolithes deviennent plus nombreux.

En 1872, O. Weber extrait un rhinolithe pesant 12 grammes. A peu près à la même époque, Verneuil pratique l'extraction d'un calcul, mesurant deux centimètres de longueur ; l'opération nécessita quatre séances.

Hering en 1881 cite deux cas : dans l'un, le noyau était formé par un bouton de guêtre, et dans l'autre par un bouton de canapé ; celui-ci fut avalé par le malade pendant l'extraction, et retrouvé quelques jours après dans les selles.

En 1882, Moure publie un cas où le calcul avait pour noyau un grain de citron ; le nez était déformé. L'extraction eut lieu par l'orifice postérieur.

La même année, dans un chapitre du *Traité des maladies du nez*, Moure admet les rhinolithes primitifs, et dit que leur production nécessite un coryza chronique, l'étroitesse des fosses nasales etc.

En 1884, Morell Mackenzie observe deux cas de rhinolithes sans noyaux. La même année Schmiegelow, au Congrès International de Copenhague, raconte un fait intéressant dont il est parlé plus loin.

Quelques mois plus tard, observation de Czarda puis Jacquemard dans les Annales de Médecine, « présente un calcul formé d'un noyau autour duquel s'étaient développées des concrétions, sous forme d'arborescences, lui donnant l'aspect des branches de corail ; le début remontait à vingt-ans. »

Chiari, Baginski, Krause, Creswell-Baber, etc ; publient successivement des cas de calculs nasaux.

En 1887, Moure a propos « d'un cas de rhinolithe spontané, » fait paraître une observation accompagnée d'une analyse chimique de M. Ferré et d'un examen histologique de M. Sabrazès. Cette observation est reproduite plus loin.

En 1888, Charazac de Toulouse, publie une étude intéressante sur la question.

En 1889, paraît à Bordeaux l'intéressante thèse du Dr Monnié, « Contribution à l'étude des rhinolithes, » et la même année, à New-York, un ouvrage de Bosworth intitulé, « A treatise ac diseases of the nose and throat.

Berlioz en 1891 publie quatre cas dus au Dr Ruault et accompagnés d'analyses chimiques complètes des calculs.

En 1894, le Dr Galippe dans des « Recherches et Notes originales » aborde la question à un nouveau point de vue et le Dr Didsbury fait paraître son excellente thèse « Contribution à l'étude des rhinolithes »

Depuis cette époque, les observations se sont multipliées, et les progrès de la rhinoscopie, ont permis aux laryngologistes, de traiter plus à fond la question, de donner des renseignements précis, sur l'état de la muqueuse et des cornets, de décrire en un mot la symptomatologie de l'affection.

Nous ne pouvons citer ici, toutes ces observations, qui sont au nombre de plus de cinquante.

Nous reproduisons dans ce travail, celles qui nous ont paru intéresser le plus notre sujet. Quand aux autres, on en trouvera l'énumération au chapitre bibliographie.

ÉTIOLOGIE ET PATHOGÉNIE

Les rhinolites se produisent à tout âge ; les observations en sont rares cependant au-dessous de dix-ans.

On les trouve avec une égale fréquence dans les deux sexes.

On a coutume de les diviser en *rhinolithes spontanés ou primitifs* (sans corps étranger central) et *en rhinolithes secondaires* (développés autour d'un corps étranger).

Nous croyons qu'il est inutile de conserver cette classification. Les observations de rhinolithes primitifs sont rares en effet : celles de Mackenzie et Brun, deux de Berlioz, une de Didsbury et deux de Moure dont une de 1896 que nous reproduisons.

En nous reportant à cette dernière, nous trouvons

un examen histologique très complet dû à M. Sabrazès, chef du laboratoire des Cliniques de la Faculté de Bordeaux.

« A un fort grossissement, dit-il, on constate que le substratum phosphatique de cette rhinolithe est çà et là orienté par rapport aux ilôts jaunâtres, granuleux, légèrement fibrillaires, munis de longs diverticules à contenu identique. Ces ilôts ont, à première vue, *l'aspect de vieux foyers hémorragiques*. Ils sont, sur les préparations du picro-carmin jaunes, brunâtres, granuleux, aréolaires. Les aréoles sont limitées tantôt par des travées salines, tantôt par des fibrilles fibrineuses. *Celles-ci semblent diriger le processus d'imprégnation par les sels de chaux et de magnésie*. »

Il est très rationnel d'admettre que « les ilôts ayant l'aspect de vieux foyers hémorragiques et les fibrilles fibrineuses » se soient comportés comme des corps étrangers autour desquels se seraient agglomérées les concrétions calcaires.

Il est juste également de penser que si les autres rhinolithes considérés comme primitifs avaient été examinés avec autant de soin et une technique aussi rigoureuse que celle de M. Sabrazès, on en eût peut-être, comme dans ce cas, trouvé le point de départ.

On a décrit comme noyaux d'origine des rhinolithes les corps étrangers les plus variés. Les noyaux de cerises sont les plus fréquents, (cas de l'une de nos observations) puis les pépins de fruits, le tabac, les perles de verre, les boutons de bottines, etc.

Ces corps peuvent avoir été introduits volontairement

dans les fosses nasales et c'est ce qui arrive le plus souvent chez les enfants, ou bien encore ils ont pénétré par l'orifice postérieur, au moment d'un vomissement par exemple.

Outre les corps étrangers précédemment énumérés, on a trouvé au centre des calculs des croûtelles, des caillots sanguins : « Dans un cas, rapporté par Stocker, le calcul s'était développé à la suite d'épistaxis abondantes. Le centre était occupé par une masse visqueuse qui, examinée au microscope, présentait tous les caractères des caillots sanguins décomposés. »

Dans l'observation de Scheppegrell « Le noyau n'était pas nettement défini à l'œil et ce n'est qu'un éxamen spectroscopique soigneux qui l'éclaira d'une manière certaine sur sa nature. »

Autour des corps étrangers viennent se déposer des concrétions calcaires. Celles-ci tirent en grande partie leur origine du mucus nasal dont nous avons emprunté l'analyse suivante au « Traité des humeurs » de Robin.

PRINCIPES DE LA PREMIÈRE CLASSE.

Eau	933.08 à 947
Chlorure de sodium et chlorure de potassium	5.60 à 5
Phosphates calcaires et alcalins	3.50 à 2
Sulfate et carbonate de soude non dosés	

Principes de la deuxième classe.

Lactate? de soude....................	1.00 à 5.00
Principes cristallins organiques.......	2.00 à 1.50
Corps gras et cholestérine............	0.00 à 5 01

Principes de la troisième classe.

Mucosine..........................	5.3.00 à 34.80

Nous donnons plus loin, à l'article Anatomie Pathologique, les résultats d'analyses chimiques de rhinolites; on pourra se rendre compte en les comparant au tableau précédent de l'analogie qui existe entre les composants.

D'après le Dr Monnié, de Bordeaux (thèse de 1888):

« Le mucus nasal ne serait pas le seul à donner naissance aux rhinolites et les larmes entreraient pour une large part dans leur composition.

« Ces larmes ne pouvant s'écouler à l'extérieur, par suite de l'obstruction du méat inférieur, laisseraient déposer les sels qu'elles contiennent à la surface du corps étranger. »

Tous les corps étrangers des fosses nasales ne donnent pas forcément naissance à des calculs. Le cas suivant, rapporté par le Dr Ruault, est très intéressant.

On lui amena un enfant atteint d'un écoulement nasal, fétide et continu, contre lequel on avait épuisé tous les moyens thérapeutiques employés d'ordinaire en pareil cas. Le Dr Ruault pratiqua la rhinoscopie antérieure et constata la présence d'un corps étranger dont il fit l'extraction. C'était un gland de chêne. La gouvernante, interrogée, se souvint en effet que trois ans auparavant, l'enfant, en jouant, s'était introduit un gland dans le nez ; mais comme à ce moment l'enfant n'avait paru aucunemenf gêné, on n'y avait pas attaché d'importance.

Ainsi donc, un corps étranger peut séjourner trois ans dans une fosse nasale, augmenter la virulence des microbes, habituellement contenus dans cette narine, au point de provoquer un écoulement purulent abondant et continu, sans pour cela donner naissance à un calcul.

Bien des théories ont été émises pour expliquer la pathogénie des rhinolites.

Graeffe a fait entrer en jeu la diathèse goutteuse. S'il en était ainsi, nous ne comprenons pas pourquoi chez les goutteux on ne trouverait pas aussi fréquemment des rhinolites que des tophi; en outre, on n'a jamais trouvé d'acide urique dans les calculs nasaux.

Demarquay rejette cette hypothèse. « Pour lui, le point de départ serait l'altération de la sécrétion. Cette altération pourrait avoir pour cause la présence de certains microbes et être favorisée par le rétrécissement du méat inférieur. »

En 1884, Czarda disait: « J'ai pensé à une mycose

comme étiologie possible des calculs du nez. Comme le démontrent jusqu'ici les études microscopiques, on trouve un dépôt abondant de leptothrix dans le nez, ce qui n'a pas encore été observé à ce point de vue. »

Dans les calculs des amygdales on a déjà trouvé des champignons.

Gerbert de Koenigsberg (in *Deutsche Medizin Wochens*, 1893), publie l'observation d'un rhinolithe où les concrétions calcaires ont un aspect granuleux et ressemblant à un amas de bactéries. Il croit que les concrétions ne sont que les résultats de l'activité de ces bactéries.

Le Dr Galippe (dans ses recherches et notes originales publiées en 1894) expose les recherches critiques et expérimentales sur la genèse des calculs pathologiques, sur la production des calculs dans l'économie en général et en particulier sur la formation du tartre et des calculs salivaires.

« Pour nous, dit le Dr Galippe, le mécanisme de la formation des rhinolites est le même que celui des calculs. Corps étranger parasitifère ou coagulum vivant, c'est-à-dire produit ou habité par des ferments susceptibles de provoquer des actions chimiques déterminant la formation et le dépôt de substances insolubles ou peu solubles. »

Nous diviserons les causes qui président à la formation des rhinolites en : **Causes déterminantes et Causes prédisposantes.**

La cause déterminante, selon nous indispensable, est la présence, dans la fosse nasale, d'un corps étranger. Si ce dernier n'a pas été retrouvé dans certains cas, c'est par suite de la technique insuffisante employée pour l'examen du calcul.

La présence du corps étranger irritant constamment la membrane de Schneider détermine de l'hypersécrétion, puis provoque à la longue une diminution de l'activité vitale de cette muqueuse.

Il en résulte une altération profonde des glandes et, par suite, une variation dans la composition chimique du mucus sécrété.

D'autre part, par suite de l'obstruction, totale ou partielle et de la stagnation des liquides dans la narine, la quantité des microbes et des bactéries, qui existent déjà si nombreux dans les fosses nasales saines, se trouve considérablement augmentée et leur virulence exaltée.

Nous pensons que c'est à l'action combinée de ces différents facteurs étiologiques qu'il faut attribuer la précipitation, à la surface du corps étranger, des sels minéraux contenus dans le mucus nasal et dans les larmes.

Les causes prédisposantes peuvent être recherchées dans les conditions anatomiques et sécrétoires des fosses nasales.

Les déviations et les éperons de la cloison, le rétrécissement du méat inférieur semblent favoriser la production des calculs nasaux.

Toutes les maladies modifiant la nature ou la sécrétion des larmes favorisent la production des rhinolites.

Le coryza caséeux peut aussi jouer, dans cette formation, un rôle très actif par suite de l'abondante sécrétion d'un mucus épais et formant facilement des croûtelles qui pourront servir de point de départ.

OBSERVATION MOURE.

(*Gazette hebdomadaire des Sciences médicales, Bordeaux*, 6 août 1893). *Sur un cas de Rhinolithe spontané. — Calcul développé primitivement dans l'arrière-nez.*

M. X.., âgé de cinquante ans, exerçant la profession de marin, vient me consulter au mois d'octobre 1892 pour un mal de gorge persistant et pour lequel il a usé toute la thérapeutique habituelle. Le malade se plaint surtout de l'existence de mucosités s'écoulant de l'arrière nez dans le pharynx, l'obligeant à racler sa gorge, le matin surtout, et dans la journée à hemmer fréquemment. Il éprouve, en outre, une sensation de plénitude dans l'oreille droite, avec quelques bourdonnements intermittents. Interrogé au point de vue de la sécrétion nasale, il dit ne point moucher du côté droit et à peu près normalement par la narine gauche. Névralgies intermittentes de la face avec localisations spéciales.

La pharyngite dont se plaint surtout M. X.., et pour laquelle il a suivi plusieurs fois le traitement thermal, date de longues années, quinze à vingt ans environ, avec des périodes de calme de durée variable ; pas d'enchiffrènement, pas de symptômes d'affection nasale.

A l'examen, la paroi pharyngienne apparaît saine comme coloration, elle est rosée recouverte à sa partie supérieure de quelques mucosités épaisses s'écoulant du naso-pharynx. L'examen rhinoscopique antérieur révèle l'intégrité de la narine gauche.

A droite, je constate également que les deux tiers antérieur de la fosse nasale sont sains, la partie postérieure s'éclaire assez mal.

Je pratique alors la cocaïnisation du cornet inférieur droit et pendant cette manœuvre, ma ouate est arrêtée en arrière par un corps dur que je suis obligé de contourner en lui passant au-dessus. Une fois la rétraction de la muqueuse produite, je fais un nouvel examen qui me révèle l'existence au niveau de l'extrémité postérieure du méat inférieur droit d'une saillie brunâtre se continuant avec le plancher, le cornet inférieur et le septum, sans ligne de démarcation apparente.

Le stylet donne la sensation d'un séquestre, ou d'un corps calcaire enclavé dans le méat inférieur et absolument immobile.

La muqueuse environnante, quoique un peu tuméfiée, n'est nullement bourgeonnante, elle ne saigne pas pendant cette manœuvre.

L'examen rhinoscopique postérieur me démontre que le corps étranger est bien logé dans la fosse nasale et ne fait pas saillie dans la cavité naso-pharyngienne.

Pensant d'abord à un séquestre osseux, j'interrogeai le malade qui nia toute sorte d'antécédent syphilitique, l'absence de lésion du côté de la muqueuse me permit aussi de rejeter cette hypothèse.

Interrogé au point de vue de l'introduction possible d'un corps étranger, M. X..., ne put se rappeler rien de précis. Il avait autrefois, il y a bien des années plus de quinze ans, me dit-il, un rhume de cerveau tenace et pendant assez longtemps avait été sujet à des crises de coryza. Il se rappelait avoir mouché épais, sanguinolent même, mais tous ces phénomènes avaient disparu depuis quelques années, sa gorge seule était restée susceptible.

Convaincu de la présence d'un corps étranger quelconque dans cette fosse nasale, je lui proposai l'extraction qui fut faite le lendemain matin. Après avoir cocaïné la muqueuse pituitaire, j'essayai d'abord de broyer le rhinolithe avec de longues pinces coupantes, mais je parvins à peine à l'ébrécher. Je réussis seulement pendant ces manœuvres à le mobiliser un peu.

Prenant alors un stylet un peu fort, je tâchai de dégager le corps étranger et après quelques tentatives, je parvins à le rendre mobile dans le méat inférieur. Je voulus, mais en vain, le retirer par la fosse nasale antérieure, cette manœuvre fort douloureuse, était accompagnée d'hémorragie due à des déchirures de la muqueuse. Je le fis alors tomber dans l'arrière-gorge après avoir averti le malade qu'il aurait à le cracher, ce qu'il fit aussitôt.

L'écoulement de sang consécutif fut minime et s'arrêta avec une injection d'eau boriquée qui ne ramena aucun détritus au dehors.

Aussitôt, la fosse nasale apparut libre, et très élargie en arrière, dans le point où siégeait le corps étranger. J'examinai alors ce dernier qui avait absolument la forme représentée dans la figure ci-contre. Convexe par une de ses surfaces, il était de ce côté logé sur le plancher du nez ; concave du côté opposé et creusé d'une rainure peu profonde il était en rapport à ce niveau avec la partie postérieure du cornet inférieur qui venait se loger, se mouler au-dessus de lui et l'enclaver fortement à ce niveau ; la cloison osseuse lui servant de point d'appui du côté de sa face interne.

L'extrémité conique regardait en arrière, elle faisait une légère saillie dans le naso-pharynx. Le corps étranger comblait donc tout le méat inférieur en arrière. Sa surface était grisâtre, sale, assez lisse sur sa partie concave, il devenait un peu rugueux dans le reste de son étendue ; sa consistance calcaire était dure, résistante, se laissant à peine entamer par les mors d'une pince-forte.

Son volume était exactement celui représenté dans les figures ci-jointes.

Scié avec une petite scie fine, je pus constater qu'il était uniformément formé de matière calcaire, sauf peut-être au centre, où se trouvait une sorte de matière croûteuse, allongée dans le sens antéro-postérieur, ressemblant à un petit caillot sanguin desséché autour duquel se développe l'incrustation calcaire.

Le malade fit pendant quelques jours des injections d'eau boriquée et revu tout dernièrement il m'a affirmé avoir sa gorge en meilleur état. La sécrétion naso-pharyngienne à presque tout à fait disparu.

Les deux fosses nasales sont normales.

Voici maintenant le résultat de l'examen clinique pratiqué par M. le professeur agrégé Denigès qui m'a remis la note suivante :

Analyse clinique.
Poids de la matière remise 0 gr. 937.

COMPOSITION CENTÉSIMALE.

Eaux	5.404 °/₀
Phosphate tricalcique	72.55
Phosphate magnésie	1.40
Chlorures	traces
Matières organiques	22.05

Traces de carbonate de chaux.

L'examen histologique a été fait par M. Sabrazès, chef du laboratoire des cliniques de la Faculté de Bordeaux, qui nous a remis la note suivante.

« La rhinolite soumise à notre examen, avait le volume d'une aveline. Elle était oblongue, de couleur gris-noirâtre à la périphérie qui présentait quelques inégalités peu marquées ; en aucun point ce calcul n'était ni mamelonné ni hérissé non plus que lisse et lustré.

La coque était très mince, pulvérulente par le raclage qui détachait des particules phosphatiques mélangées de pigment hématique.

A la coupe, masse blanchâtre, compacte, finement grenue, rappelant un peu le tissu de la chataîgne. Stratification apparente, mais sans régularité dans sa superposition. Ces diverses parties traversées de stries jaunes ou brunâtres ont une consistance uniformément dure, non élastique ; on les pulvérise finement par le grattage, elles s'effritent partiellement lorsqu'on les baigne longuement dans un liquide.

D'autres fragments ont été ramollis par la solution saturée d'acide picrique, lavés à grande eau pendant vingt-quatre heures passés par les alcools, colorés en masse au picro-carmin et montés dans la paraffine.

L'exploration de la totalité du calcul n'a pas décelé la présence d'un corps étranger.

Sur les coupes microscopiques colorées en rouge vif par le carmin, on ne voit à l'œil nu aucune disposition nettement concentrique des couches composantes dont les contours sont très irréguliers.

A un faible grossissement blocs anhistes représentant les concrétions disposées côte à côte, ou bien anastomosées entrecoupées de bandes à distribution irrégulière. Par places, lames sinueuses formées de lamelles concentriques vivement colorées au point d'adossement, étroitement emboitées. Tous les ponts de sels phosphatiques jetés pêle-mêle ne présentant aucune trace d'éléments cellulaires. Quelques-uns sont creusés de petites lacunes ovalaires plus nombreuses et rapprochés, hyalines réfringentes ressemblant à des vésicules graisseuses. Ces trainées salines circonscrivent des espaces ronds, ovales ou encore canaliculés plus ou moins voisins, parfois comme caverneux ; ils sont vides ou remplis d'une substance grenue jaune brunâtre.

Le pourtour du calcul a la même structure, mais sa teinte brune est due à des dépôts de pigments hématiques.

A un fort grossissement on constate que la substance phosphatique de cette rhinolithe est ça et là orientée par rapport aux ilôts jaunâtres granuleux légèrement fibrillaires munies de longs diverticules à contenu identique.

Ces ilôts ont, à première vue, l'aspect de vieux foyers hémorragiques. Ils sont sur les préparations du picro-carmin, jaunes brunâtres, granuleux aréolaires.

Les aréoles sont limitées tantôt par des travées salines, tantôt par des fibrilles fibrineuses. Celles-ci semblent diriger le processus d'imprégnation par les sels de chaux et de magnésie.

Dans ces aréoles on trouve : 1° de petits amas pulvérulents, jaunâtres, très denses constitués par de la fibrine granuleuse ; 2° des corpuscules de pigment hématique à divers degrés d'évolution ; 3° des cristaux typiques d'hématoïdine. Ces éléments tranchent sur un fond coloré en jaune par l'acide picrique.

Des préparations ont été traitées par la méthode de Weigert.

Les granulations et quelques fines travées se colorent en violet pâle par cette méthode. Au milieu de cette zone fibrineuse se trouve une prodigieuse quantité de microbes variés, microcoques, bacilles de toutes formes, tassés en colonies ; on les dépiste dans tous les canalicules qui sillonnent la rhinolithe et même jusque dans l'interstice des stratifications phosphatiques.

En résumé, cette rhinolithe est un mélange de détritus hémorragiques et de zones phosphatiques. Les premiers représentés par de la fibrine granuleuse et fibrillaire envahies par un grand nombre de micro-organismes semblent avoir présidé à l'évolution du calcul.

Ce fait explique l'irrégularité extrême des stratifications qui découpent dans tous les sens le caillot primitif sur lequel sont venus se concréter les phosphates de chaux et de magnésie qui composent la rhinolithe.

Observation Marchal

Gazette médicale de Picardie, Amiens, 1897 ; XV, p. 257.

Dans le cas dont je vais vous lire plus loin l'observation, le rhinolithe n'a pas dans son intérieur de noyau.

Je l'ai retiré chez une jeune fille de vingt-quatre ans, soignée depuis longtemps pour un catarrhe purulent avec carie osseuse.

Mademoiselle X... vint à ma consultation il y a huit jours, se plaignant d'avoir une mauvaise odeur dans le nez et de moucher du pus du côté gauche. La respiration de ce côté était impossible, et la malade venait me prier de l'examiner, pour voir s'il n'y aurait rien à faire.

L'interrogatoire m'apprend que depuis deux ans environ, la narine s'est bouchée et qu'une sorte de coryza purulent s'est déclaré, sans qu'aucun remède ait pu l'enrayer. Pas de douleurs dans le nez, pas de maux de tête, pas de névralgies réflexes, aucun symptôme douloureux, sauf cette gêne respiratoire et cet écoulement purulent dont j'ai parlé.

A l'examen, je vis tout d'abord la muqueuse de la cloison et du cornet très rouge, très hypertrophiée, granuleuse venant au contact l'une de l'autre et adhérentes par place l'une à l'autre. Le méat inférieur était rempli de pus fétide. Avec un stylet j'explorai tous les points de la muqueuse, cherchant un passage jusqu'aux choanes. Je trouvai le méat inférieur libre, mais le méat moyen était absolument obstrué par des adhérences muqueuses et par un corps dur, criant sous l'instrument, masqué sous la sécrétion, enseveli au milieu des granulations et absolument immobilisé par des bourgeonnements muqueux qui le sertissaient de toutes parts.

Après application de cocaïne pour permettre un examen plus minutieux, je vis qu'il s'agissait d'un gros rhinolithe, enclavé en dehors sous le cornet moyen, et en dedans emplissant une concavité due à la déviation de la cloison, déviation probablement formée par la pression exercée par l'accroissement du rhinolithe, et qui correspondait à une convexité dans la fosse nasale droite.

Au moyen d'une petite cuiller mousse, spécialement destinée à cet usage, j'exerçai des poussées de haut en bas et de bas en haut, pour arriver à désenchâsser le corps étranger et à le mobiliser ; puis, à l'aide d'une curette coupante, je le débarrassai de toutes les adhérences muqueuses qui l'étreignaient. Enfin, par des tractions douces, faites dans l'axe du cornet moyen accompagnées de légers mouvements de rotation, je finis par l'attirer peu à peu et l'extraire sans blesser la muqueuse saine.

L'extraction fut suivie d'une assez violente hémorragie qui s'arrêta d'elle-même.

Après un lavage antiseptique de la fosse nasale, je fis un dernier examen pour être sûr qu'il n'existait plus de corps étranger, je sectionnai quelques synéchies postérieures, puis je tamponnai le nez avec de la gaze salolée, pansement qui fut retiré trente-six heures après.

Les suites semblent être normales. Le traitement consiste en irrigations antiseptiques et aspirations de vaseline boriquée. Il suffira maintenant de surveiller la malade, pour empêcher la reproduction des synéchies.

L'écoulement purulent fétide s'est tari de lui-même, après l'extraction du rhinolithe.

Ce rhinolithe que je vous présente, semble être composé de phosphates et de carbonates (sels de chaux et de magnésie) ; il est facile de le remettre en place : d'un côté il présente une face convexe, granuleuse, irrégulière, qui correspond à la concavité de la cloison ; l'autre côté représente bien la forme du cornet moyen, dans le méat duquel il envoyait ce prolongement en forme de gouttière à concavité supérieure. Il était appuyé sur la surface supérieure du cornet inférieur, atrophié en cet endroit.

Il pèse un gramme quatre-vingt-dix centigrammes.

A la partie antérieure il était muni d'un prolongement en forme d'éperon de navire, qui arrivait presque dans l'atrium du cornet moyen, près de l'agger nasi. Ce prolongement très mince et très friable a été cassé pendant les tractions opérées pour l'extraction du rhinolithe.

Observation Chiari

Annales des maladies de l'oreille, du larynx, du nez et du pharynx, 1895. 2 pt, page 164,

Le professeur Chiari montre deux rhinolithes qu'il a extraits à la fin de 1894. Le premier était plus gros qu'un haricot, renfermait un noyau de fruit et fut retiré du nez d'une fillette de onze ans qui vint à la clinique pour de l'ozène.

Le deuxième, de la dimension d'une noisette, avait pour noyau un fragment de caillou (ardoise) et résidait dans la narine gauche d'une femme de cinquante ans ; il était survenu consécutivement une atrésie osseuse de la choane gauche qui présentait l'aspect ordinaire d'une atrésie congénitale.

L'auteur présente encore trois autres rhinolithes qui avaient toujours pour noyaux des corps étrangers (bouton de métal, noyau de fruit, et fragments de bouchons de liège). Ces trois cas ont déjà été publiés. Chiari dit que de petites parcelles d'un des rhinolithes présentèrent des amas de bactéries après avoir été attaqués par les acides ainsi que Gerber l'a décrit en 1892 ; toutefois, on n'a pas encore résolu la question de savoir si ces schizomycètes sont calcifiés ou simplement enveloppés de chaux.

Dès 1889, Chiari a conclu, de la présence de nombreux microorganismes dans le mucus fétide qui environne les rhinolithes, que ces organismes provoquent vraisemblablement la séparation des sels calcaires du mucus nasal et qu'ils favorisent leur dépôt autour du corps étranger.

ANATOMIE PATHOLOGIQUE.

Les rhinolithes sont en général *isolés* ; cependant quelques observateurs, Axmann en particulier, ont cité des observations où il en existait plusieurs.

La connaissance du *siège*, des calculs nasaux a une importance capitale au point de vue du diagnostic. Ils sont unilatéraux, occupent généralement le méat inférieur ou reposent sur le plancher de la fosse nasale contre la cloison. On les trouve plus rarement dans le méat moyen.

Leur *forme* est variable ; quelquefois presque sphérique comme dans notre observation n° 2, elle devient souvent d'une irrégularité telle qu'elle est presque impossible à décrire. Nous citerons comme exemple, outre notre observation n° 1, le cas publié par Jacquemart, (Annales des maladies de l'oreille, mars 1884) :

« Le calcul était formé d'un noyau autour duquel s'étaient développées des concrétions sous formes d'arborescences lui donnant l'aspect des branches de corail. »

Le *volume*, d'autant plus difficile à apprécier que la forme du calcul est plus irrégulière, est aussi très variable.

Il en est de même du *poids*. Berlioz en cite un de 0 gr. 63; l'un des nôtres pesait 0 gr. 80; Brown en a vu un de 13 gr. 65 et Czarda un de 7 gr. et l'autre de 25 gr.

La *couleur* est plus ou moins foncée, en général blanc grisâtre parsemée de taches noires.

La *surface* n'est généralement pas lisse mais constituée par une multitude de petits cratères et diverticules analogues à ceux que l'on rencontre à la surface de la pierre ponce. Ces détails sont moins visibles si l'on examine le rhinolithe aussitôt son extraction ; c'est qu'alors toute les dépressions sont comblées par des croûtelles et par une matière caséeuse horriblement fétide dans laquelle on trouve, au microscope, des cellules épithéliales, des globules de pus et de nombreux microbes.

La *Consistance* varie de celle de la craie à celle d'une pierre très dure, tel est le cas publié dans notre observation n° 1 où nous avons dû avoir recours à une scie fine pour entamer notre rhinolithe.

L'existence de noyaux au centre de nos deux rhinolithes étant évidente, nous n'avons pas cru nécessaire de pratiquer un examen histologique des concrétions.

Des deux calculs que nous avons analysés, l'un ne

contenait pas de fer ; l'autre, au contraire, en contenait des traces notables que nous n'avons pu doser à cause de la petite quantité de produit dont nous disposions. Par contre, le premier contenait des traces de chlorures tandis que le second en était complètement dépourvu.

Aucune trace d'acide urique dans les deux cas.

En comparant les tableaux suivants, on pourra voir que la *composition chimique* des rhinolithes est en somme peu variable.

Berlioz (page 132-139 des *Archives de Laryngologie*, 1891, tome IV).

	N° 1	N° 2	N° 3	N° 4
Eau	5 80	5 10	4 »	6 90
Matière organique	16 60	18 20	16 »	18 10
Phosphate de chaux	62 02	60 61	61 40	47 63
Phosphate de magnésie	5 08	6 28	3 93	9 68
Carbonate de chaux	10 59	9 81	14 67	29 69
Traces de fer	douteuses	appréciables	douteuses	appréciables

Tableau comparatif (Berlioz, même obs. que le tableau précédent).

	NOMS DES AUTEURS			
	Geiger	Brandes	Axmann	Bouchardat
Eau	»	8 93	»	Mucus, phosphate de chaux et de magnésie. Chlorure de sodium. Traces de carbonate de soude.
Matières organiques	23 30	4 52	0 35	
Phosphate de calcium	46 70	79 56	0 8	
Carbonate de calcium	21 70	6 41	0 225	
Carbonate de magnésium	8 30	»	0 125	
Sels solubles	traces	0 58	traces de chlorure et d'oxyde de fer.	

Tableau comparatif de nos deux analyses personnelles.

	N° 1	N° 2
Eau	5 60	4 80
Matières organiques	16 12	14 43
Phosphate de chaux	66 36	50 21
Phosphate de magnésie	7 25	19 46
Carbonate de chaux	4 67	11 10
Chlorures	traces	néant
Fer	néant	traces très notables
Acide urique	néant	néant
Total	100 »	100 »

Pour terminer ce chapitre sur l'anatomie pathologique, nous dirons quelques mots de l'état de la muqueuse qui, par suite de l'inflammation chronique qu'elle subit du fait de la présence du corps étranger, offre différents degrés d'altération. Souvent bourgeonnante au point de recouvrir en partie le rhinolithe, elle peut être exulcérée plus ou moins profondément et atteindre même les os sous-jacents qui peuvent subir la nécrose consécutive.

On observe souvent l'atrophie du cornet, quelquefois il est atteint de dégénérescence (observ. n° 2).

La cloison peut être déformée et, plus rarement, perforée,

Observation I

Due à l'obligeance de Monsieur le Dr Ruault

(Recueillie à la Clinique)

La dame X..., 74 ans, vient consulter à la Clinique du Dr Ruault pour une gêne nasale déterminée, selon la malade, par une tumeur.

Les antécédents héréditaires sont peu importants. Les antécédents personnels de la malade se résument en une bronchite chronique, depuis une dizaine d'années : il n'y a ni syphilis ni tuberculose dans les antécédents. La malade a eu quatre enfants dont trois actuellement sont bien portants.

Il y a six ans, la dame X. s'est aperçue qu'il y avait dans sa fosse nasale gauche une petite tumeur grosse comme un noyau de cerise ; elle constatait en outre qu'elle ne pouvait pas respirer par la narine gauche, tandis qu'au contraire la fosse nasale droite restait libre pour le courant d'air, tant à l'inspiration qu'à l'expiration.

La présence de cette « tumeur » déterminait des douleurs sourdes mais persistantes, en même temps qu'un écoulement muco-purulent légèrement strié de sang se faisait par la narine gauche.

A l'examen rhinoscopique, la fosse nasale est complètement obstruée par une masse noirâtre, dure et rugueuse au contact du stylet.

L'ablation du rhinolithe est faite avec une pince à morcellement après cocaïnisation et adrénalisation.

Après l'ablation, on constate une augmentation de la fosse nasale. Le cornet inférieur est atrophié dans sa partie antérieure ; on voit nettement la paroi pharyngienne postérieure.

L'examen de la fosse nasale droite montre, non des cornets normaux mais une crête de la cloison peu volumineuse.

Le naso-pharynx est normal et libre.

Examen du calcul.

La forme du rhinolithe, très irrégulière, est d'une description difficile, néanmoins on constate sur l'une de ses faces la présence d'un sillon profond qui reproduit assez exactement l'empreinte du cornet inférieur.

Son aspect rappelle la pierre calcinée ; sa surface n'est pas lisse, mais constituée par une multitude de petits cratères et diverticules analogues à ceux que l'on rencontre à la surface de la pierre-ponce.

Du volume d'une grosse noisette, mais plus allongé, le corps étranger reposait sur le plancher de la fosse nasale, dans presque toute sa longueur.

Le poids total est de trois grammes cinquante centigrammes.

La coloration extérieure du rhinolithe n'est pas uniforme ; des régions brun noirâtre alternent avec des régions plus claires.

De consistance extrêmement dure, le calcul résiste à la pression d'une pince et ne se laisse pas entamer par le scalpel; nous sommes obligés de recourir à une petite scie fine avec laquelle nous parvenons à l'entamer et à en atteindre le centre. Celui-ci est formé d'une cavité, dont les parois lisses sont d'une coloration blanc grisâtre et qui contient, outre un noyau de cerise parfaitement conservé, une poussière jaune claire que nous avons examinée au microscope.

Les parois de la cavité ne présentent pas de stratifications régulières. Le noyau de cerise pesait à lui seul vingt centigrammes ; les concrétions calcaires atteignaient donc un poids total de trois grammes trente centigrammes.

Radiographie. — Le Dr Ruault avait eu l'idée de voir si ce rhinolithe était perméable aux Rayons Röntgen et avait constaté une complète opacité. Il nous parut intéressant de faire radiographier cette pièce ainsi que celle que nous présentons dans l'observation suivante.

Nous publions dans ce travail une radiographie due à l'obligeance de M. Infroy, chef du laboratoire de la Salpétrière.

En examinant, sur la radiographie, le fragment principal de notre calcul, on peut constater au centre une zone moins foncée, de forme ovale occupant la place du noyau de cerise trouvé à la coupe ; les autres parties ne présentent rien de particulier.

Examen microscopique et bactériologie. — La poussière jaune examinée au microscope, sans coloration, nous montra une poudre absolument amorphe, analogue à celle obtenue par le grattage des parois de la cavité. A noter cependant quelques corpuscules ressemblant à des débris de croûtelles desséchées, dans lesquels après coloration nous n'avons pas trouvé de microbes.

Cette poussière nous a servi à ensemencer des tubes de bouillons neutres et acides et des tubes de gélose glycérinée qui furent tous portés à l'étuve à 37°. Aucune culture ne poussa.

Analyse chimique. — L'analyse chimique nous a donné les résultats suivants :

Phosphate de chaux	66.36
Phosphate de magnésie	7.25
Carbonate de chaux	4.67
Matières organiques	16.12
Eau	5.60
Chlorures	Traces
Fer	Néant
Acide urique	Néant
TOTAL	100.00

OBSERVATION II.

Due à l'obligeance de M. le Dr RUAULT.

(*Recueillie à la Clinique*)

L... âgé de 13 ans, garçon de courses dans un magasin, vient consulter à la clinique du Dr Ruault pour une gêne nasale persistante.

Il y a quatre ans, il fit une chute sur le nez ; il en résulta un léger gonflement de la face, surtout marqué à la région péri-orbitaire. Depuis deux ans, il a une gêne nasale persistante, il dort la bouche ouverte, ronfle la nuit. Il ne se souvient pas s'être introduit quelque chose dans le nez.

L'examen pratiqué fait reconnaître :

1° Des végétations adénoïdes en nappe diffuse sur la paroi pharyngienne postérieure ;

2° Obstruant la narine droite un corps noir, dur et rugueux au contact du stylet, présentant en avant et autour de lui des mucosités sanguino-purulentes, en partie concrétées. On diagnostique un rhinolithe.

Après cocaïnisation et adrénalisation prolongées, l'ablation est faite sans morcellement, car il n'y a pas d'adhérences aux parois de la fosse nasale.

La cavité apparaît libre ensuite, et l'on constate seulement une dégénérescence myxomateuse de la tête du cornet inférieur.

L'ablation des végétations adénoïdes est faite dans une séance ultérieure.

Le malade revient quinze jours après tous les symptômes, gêne nasale, ronflement, écoulement, maux de tête, ont complètement disparu.

Examen du calcul.

Ce rhinolithe, de forme à peu près régulière, arrondie, était de la grosseur d'une petite noisette.

Son poids était de quatre-vingts centigrammes.

De coloration noire par places, sa teinte générale était grisâtre.

La consistance, sans être molle, était loin d'égaler en dureté celle du rhinolithe précédent. De plus, elle était irrégulière, les parties noires semblant moins dures que le reste du calcul.

Nous pûmes facilement le sectionner.

Il était formé par un morceau de bois arrondi, fendu en son milieu et présentant exactement au centre une petite cavité. Ce noyau était recouvert par une couche de productions calcaires qui, très mince en certains endroits, acquérait par place une épaisseur de plusieurs millimètres. Nous étions en présence d'un rhinolithe en voie de formation.

Radiographie. — On peut voir sur la radiographie une ligne qui indique la division du noyau.

Les ensemencements faits avec des parcelles de ce calcul ne nous ont pas donné plus de résultat que les précédents.

Analyse chimique. — L'analyse chimique nous a fourni les résultats suivants :

Phosphate de chaux...............	50.21
Phosphate de magnésie............	19.46
Carbonate de chaux...............	11.10
Matières organiques..............	14.43
Eau..............................	4.80
Chlorures........................	Néant
Fer.................	Traces très notables.
Acide urique.....................	Néant

La petite quantité de substance ne nous a pas permis de séparer le fer qui était en notables proportions dans cet échantillon. Il est en partie dosé avec la magnésie dont le taux se trouve par ce fait un peu élevé.

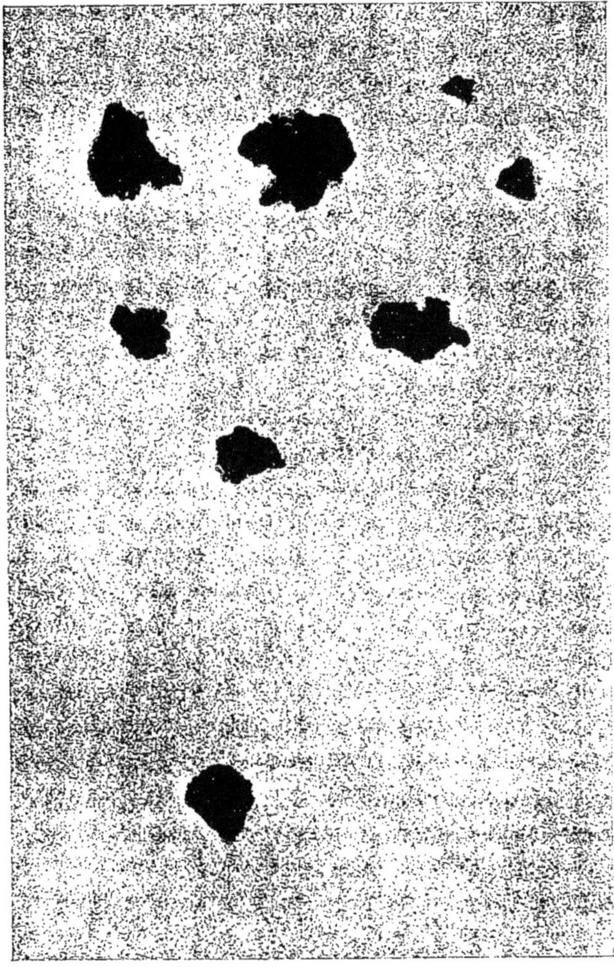

I. — Fragments du Rhinolithe de l'observation du n° 1.
II. — Rhinolithe de l'observation n° 2.

SYMPTOMES. — MARCHE. — DURÉE. — COMPLICATIONS.

Par suite de la vulgarisation de la rhinoscopie, l'étude de la symptomatologie des rhinolithes est entrée, depuis quelques années, dans une phase nouvelle.

On ne parlait guère autrefois que des symptômes fonctionnels, attachant peu d'importance aux signes physiques qui, pour certains auteurs même n'existaient pas.

Or, il semble que depuis quelques années, on ait acquis sur ceux-ci des renseignements plus précis, grâce aux progrès accomplis par la rhinoscopie.

Le début de l'affection est souvent insidieux : C'est un enfant qui, en jouant, s'est introduit un corps étranger quelconque dans le nez, il vient adulte, vous consulter. D'autres fois, les renseignements sont plus nets, tel est le cas d'un malade dont nous avons lu l'observation et qui se souvenait fort bien s'être introduit par mégarde dans le nez, un noyau de cerise, dix ans auparavant.

Pour plus de commodités, nous diviserons ce chapitre en deux parties. Dans la première, nous nous occuperons des **symptômes fonctionnels**, et nous décrirons dans la seconde, **les signes physiques** auxquels nous attribuons une grande importance.

Symptômes fonctionnels. — Peu marqués au début, ils consistent en général en une vague sensation de gêne, en chatouillements ou picotements peu ou pas douloureux par eux-mêmes, mais pénibles cependant à cause de leur persistance qui provoque des accès d'éternuements.

« Dans un cas publié par Marchal (*Gazette de Picardie* 1897), la malade se plaignait seulement d'éternuer souvent et d'avoir une goutte au bout du nez ».

On a noté parfois une légère épistaxis, suivant de quelques jours l'introduction du corps étranger.

Ces phénomènes s'atténuent bientôt, et les malades entrent en quelque sorte dans une « *période latente* » qui n'est caractérisée souvent par aucun symptôme particulier, excepté cependant par des accès passagers de gêne respiratoire, de fréquentes atteintes de coryza et une sécrétion nasale assez abondante du côté atteint.

La durée de cette période est très variable, et peut se prolonger pendant vingt ans.

Le calcul augmentant progressivement de volume,

les divers malaises s'accentuent et bientôt va commencer la phase que nous nommerons « *période d'état* » pendant laquelle vont apparaître des symptômes plus graves causés par l'*obstruction de la fosse nasale*, *les compressions nerveuses et l'irritation incessante de la membrane de Schneider par le corps étranger.*

Le symptôme le plus constant, et qui parfois existe seul, est l'*écoulement nasal* ; celui-ci, formé de pus ou de muco-pus, parfois strié de sang est souvent très abondant. Continuel ou intermittent, il est en général *très fétide*, et cette fétidité est due à l'accumulation, dans la cavité nasale autour du rhinolithe, d'une matière caséeuse dont l'odeur est un peu analogue à celle du contenu de certains kystes sébacés. Nous aurons du reste à y revenir à propos du diagnostic différentiel avec l'ozène.

L'écoulement unilatéral se fait en général par la narine amenant sur les parties voisines, lèvres, menton, la production de véritables plaques eczémateuses.

Lorsque le calcul est très en arrière, l'écoulement peut se faire dans le pharynx. Il en résulte une vive inflammation de la muqueuse pharyngienne, accompagnée souvent d'amygdalites, de catarrhe, etc.

Enfin, si le pus ne peut s'échapper par les voies naturelles, on le voit s'extérioriser par une fistule, « c'est le cas du malade de Hendley ». Nous nous empressons d'ajouter que cette observation est unique et que le plus généralement, c'est par la narine que le pus gagne l'extérieur.

L'obstruction de la fosse nasale d'abord incomplète

n'occasionne que peu ou pas de gêne respiratoire ; mais le rhinolithe devenant plus gros, provoque de la part de la muqueuse, une réaction inflammatoire telle que la narine, bientôt obstruée d'une façon absolue, ne laisse plus passer d'air, et que le malade est bientôt obligé de respirer la bouche ouverte.

La douleur manque rarement. Elle peut affecter la forme de migraines, revenant fréquemment. Elle peut être continue, et présenter de vives exacerbations à forme névralgique. Elle semble être causée, avant tout, par des phénomènes de compression.

Localisée au début, cette douleur ne tarde pas à s'irradier, et suit le trajet des deux premières brncahes du trijumeau. On peut en trouver l'explication dans l'innervation de la muqueuse.

Celle-ci reçoit en effet du ganglion de Meckel ou sphéno-palatin, des filets transmis par les nerfs sphéno-palatin interne, sphéno-palatin externe et ptérygo-palatin.

On a signalé des *manifestations réflexes*, et Czarda a publié « le cas d'un malade atteint de rhinolithiase, qui, étant au lit, ne pouvait se coucher du côté de sa lésion, sans être aussitôt atteint de palpitations, d'anxiété, de sensation de peur. »

Dans une observation de Schmiegelow le malade, au moindre mouvement, était inondé de sueurs abondantes.

L'extirpation du calcul amena la disparition de ces troubles.

On a noté des *troubles de l'odorat*, mais sur ce point les observations n'ont pas la netteté désirable. Il semble néanmoins que l'odorat soit toujours diminué et que, dans certains cas, l'anosmie fut complète.

L'appareil auditif est plus souvent atteint et cela quel que soit le siège du rhinolithe. M. le Dr Ruault (*Société française de Laryngol.* 1890), a publié un cas avec obstruction de la trompe, accompagnée de bourdonnements persistants et excessivement pénibles.

L'ouïe peut être diminuée. On a même constaté des cas où la surdité était telle que l'on fit le diagnostic de sclérose de l'oreille moyenne, avec participation consécutive du labyrinthe.

Dans tous ces cas, les accidents ont disparu après l'ablation du rhinolithe.

Lorsque le calcul est situé très en arrière, il peut causer de *l'hypertrophie des amygdales* et amener des *troubles de la déglutition.*

Dans certains cas, l'état général est atteint, le malade est pâle, anémié, souffreteux et particuliérement irritable.

Signes physiques. — L'examen superficiel du nez donne en général peu de renseignements. Il peut cependant exister des *déformations visibles à l'extérieur.* Le nez apparaît bosselé, élargi du côté malade.

« Dans l'observation de Morell-Mackenzie, le côté droit du nez jusqu'à l'angle interne de l'œil et vers le bord supérieur du cartilage latéral inférieur, était occupé par une tumeur dure, recouverte par la peau saine. »

« Bosworth rapporte un cas de Bowill dans lequel on pouvait constater une tuméfaction du côté gauche de la figure, de la paralysie du facial gauche, une ptosis et de l'épiphora de l'œil gauche, le nez et la cloison déviés à droite et des altérations de la voûte du palais. »

Ces faits sont excessivement rares et ne se produisent qu'avec des rhinolithes extrêmement volumineux.

La Rhinoscopie antérieure fournit des renseignements d'une grande importance :

Souvent la narine est tapissée d'un enduit blanchâtre épais et fétide, dont on devra commencer par se débarrasser à l'aide de tampons d'ouate ou d'un lavage léger s'il est nécessaire. La muqueuse nasale apparaît alors et, à l'endroit où siège le rhinolithe, est plus rouge.

Quelquefois elle se montre tuméfiée, par de fines arbo risations vasculaires qui font saillie à sa surface ; elle est parfois le siège de fongosités ; elle peut même être exulcérée et sanguinolente. Ces exulcérations peuvent augmenter en nombre et en surface au point d'amener de fréquentes épistaxis.

L'exploration au stylet vient alors compléter l'examen rhinoscopique :

On percevra un son mat produit par l'acier qui vient heurter le corps étranger ; on en appréciera la consistance qui, bien que variable est en général celle d'une pierre très dure (tel est le cas signalé dans l'une de nos observations).

A cette notion de consistance vient s'en ajouter une autre signalée avec raison par divers auteurs, et sur laquelle nous insistons particulièrement ; c'est la *mobilité du calcul.* Nous en reparlerons à propos du diagnostic différentiel avec les ostéomes du nez.

Suivant la grosseur du calcul, des déformations plus ou moins grandes existent dans les fosses nasales. Citons le cas publié par le Dr Ruault (1891). « Le rhinolithe avait refoulé la cloison cartilagineuse de telle sorte que la narine du côté opposé au calcul était obstruée elle aussi.

On devra toujours compléter l'examen précédent par la *rhinoscopie postérieure* qui permettra d'apprécier l'état de la muqueuse au niveau des choanes et fera diagnostiquer la présence d'un calcul situé très en arrière ou enclavé dans le méat moyen.

Marche. — Durée. — Complications. — L'évolution est sensiblement la même dans tous les cas et n'offre de variable que le temps qui s'écoule entre l'introduction ou la formation du corps étranger et l'apparition des symptômes décrits à la période d'état. Cette « période latente » peut, avons nous dit, durer vingt ans.

Les accidents cessent, en général, aussitôt l'extraction du calcul.

Les complications locales, ulcérations profondes nécrose des cornets ou de la cloison, perforation de cette dernière par le rhinolithe, sont des faits extrêmement rares.

Quant aux troubles généraux, rares également Wepfer qui en a fait une étude approfondie les considère « comme de véritables complications nerveuses pouvant se manifester par des accès de pâleur ou de refroidissement de la peau du visage, des migraines (déjà signalées) des vertiges, des vomissements, etc.

Cet auteur signale encore comme complications possibles le goître exophtalmique, les troubles génito-urinaires, les accès choréiques et épileptiformes.

Le Dr C. Miot (*Revue hebdomad. de laryngol.*, 1898; 10 *septembre, page* 1127) résume ainsi son observation :

« Chez mon malade, il y a eu des symptômes nombreux qui peuvent être divisés en :

Névroses des fonctions intellectuelles (hypochondrie) et digestives (boulimie).

Troubles trophiques coloration des ongles, gonflement des gencives.

Réflexes sensitifs, hyperesthésie de la peau; *moteurs,* contraction spasmodique des orbiculaires.

Observation I. Ruault.

***Revue de Laryngol., d'Otol.* etc., de Paris 1890. — t. X, p. 530.**

Dame de soixante deux ans qui, depuis trente cinq ans avait l'habitude de priser. En 1886, elle commence à ressentir une gêne dans la narine gauche ; cette fosse nasale se boucha presque complètement et devint le siège d'un écoulement purulent et fétide. M. le Dr Jarjavay, qui fut consulté un an plus tard, examina la malade et constata à la partie inférieure de la fosse nasale, sur le plancher, entre le cornet inférieur et la cloison, la présence d'un corps dur, rugueux, noirâtre et diagnostiqua un rhinolithe. Il enleva quelques fragments du calcul avec des pinces à polypes pour s'assurer de l'exactitude du diagnostic, et eut la gracieuseté de m'adresser la malade.

Celle-ci ne vint me voir que le 23 juin 1888. Après anesthésie à l'aide de la cocaïne je pus extraire de suite, sans difficulté le calcul que je vous présente. Vous pouvez voir qu'il a une forme irrégulièrement cubique et un volume d'un peu plus d'un centimètre cube. Derrière ce calcul, il y avait un peu de matière caséeuse et de pus. Quelques irrigations boriquées firent rapidement disparaître l'inflammation et la perméabilité de la fosse nasale se rétablit au bout de quelques jours. Il faut noter que dans ce cas le calcul était très bien toléré, il n'avait jamais donné lieu à aucun phénomène nerveux réflexe, ni a des douleurs quelconques. Huit jours seulement avant l'extraction, la malade avait été atteinte de bourdonnements de l'oreille gauche et d'une légère névralgie occipitale du même côté.

Observation II, Ruault.

Revue de Laryngol., *d'otol.* etc., de Paris, t, X, p. 531.

Le deuxième cas que j'ai observé est celui d'une dame de trente-cinq ans, qui m'a été adressée par M. le Dr Legroux, le 14 septembre 1888, pour une obstruction de la narine gauche, avec écoulement purulent et fétide. La fosse nasale avait commencé à s'obstruer trois ans auparavant et l'écoulement n'existait que depuis six mois. Le calcul, moins rugueux que le précédent, mais également dur, occupait le même siège et fut extrait de même aussi facilement. A part quelques accès d'éternuements à la suite desquels l'œil gauche restait rouge et proéminent pendant un certain temps, le calcul n'avait pas produit de réflexes respiratoires ; mais la malade avait souvent le sommeil troublé par des cauchemars, et souffrait de névralgies cervico-occipitales violentes et très fréquentes depuis environ dix-huit mois. Celles-ci avaient succédé à une névralgie du nerf maxillaire supérieur gauche pour laquelle la malade avait consulté un dentiste, qui n'avait trouvé aucune lésion dentaire pouvant être considérée comme la cause des accidents. Depuis quelque temps il y avait aussi des bourdonnements d'oreille à gauche. Après l'extraction du calcul, les névralgies et les cauchemars disparurent, les troubles auriculaires persistèrent.

Observation III Ruault.

Revue de laryngol, d'otol, etc., Paris 1890 ; t. X, p. 532.

Le troisième calcul que je vous présente provient d'un jeune officier de marine âgé de vingt-quatre ans, qui m'a été adressé par M. le Dr Poirier le 25 janvier dernier. Obstruction nasale, écoulement purulent et fétide de la narine droite ; migraines violentes et très fréquentes, toujours à droite depuis quelques mois surtout. Coryzas très fréquents, mais ne durant guère que trois ou quatre jours au plus, Il existait un calcul très dur, de coloration noire, très volumineux (cinq à six centimètres cubes au moins) qui remplissait la partie inférieure de la fosse nasale droite, et avait refoulé la cloison cartilagineuse à gauche, de sorte que l'obstruction nasale était bilatérale. Pour extraire ce rhinolithe, je fus obligé de le briser, dans le nez même, avec une forte pince, et de l'enlever par fragments. Je pus constater que le calcul avait pour noyau, un noyau de cerise. Le malade ne se rappelait pas avoir jamais rien introduit dans son nez ; cependant, plus tard, il se souvint que dans son enfance il avait été question de quelque chose d'analogue ; mais les symptômes n'avaient pas été assez marqués pour que les parents jugeassent à propos de s'en préoccuper. Depuis que le calcul est extrait les migraines sont devenues beaucoup moins intenses et plus rares.

Observation Janatka.

Un cas de rhinopharyngolithe. — *Revue hebdom. de laryngol, d'otol. et de rhinol,* Paris, 14 novembre 1896 ; p, 1387.

Ce cas concerne un garçon de neuf ans, qui à l'âge d'un an avala un dé ; ce dernier n'a été ni extrait, ni rendu par les selles. Mais, depuis cette époque l'enfant dort la bouche ouverte, ronfle la nuit, parle d'une voix nasillarde. Les narines exhalent une odeur fétide, l'ouïe est très endommagée ; l'enfant est en proie à un coryza chronique. La muqueuse nasale est atrophiée, les narines étroites, la mâchoire inférieure très développée, la voûte palatine élevée, les amygdales présentent une hypertrophie énorme. Le voile du palais porte à gauche de la ligne médiane une cicatrice conoïde qui se prolonge en haut.

A l'examen du naso-pharynx on constate l'existence d'une tumeur qui appuie contre la paroi postérieure du pharynx et prend une consistance très dure du côté des choanes et de la cloison. La tumeur extraite au moyen de la pince de Jurasz était constituée en partie par l'amygdale pharyngée hypertrophiée, au milieu de laquelle était enclavée le dé avalé il y a huit ans et qui a complètement changé d'aspect et de forme, morcelé en partie recouvert de phosphate et de carbonate de chaux.

L'auteur suppose que le corps étranger une fois arrivé dans le pharynx aurait dû provoquer de l'éternuement par voie réflexe et que cet acte l'aurait chassé vers le naso-pharynx où il se serait fixé. L'hypertrophie des amygdales ne serait survenue que plus tard, puisque, avant elle n'aurait pas permis au dé de pénétrer dans le pharynx. Grâce à ses dimensions, il aurait rempli tout le pharynx et, appuyant fortement contre le voile du palais il en aurait déterminé la perforation, cicatrisée à l'heure qu'il est.

Obstruant, d'autre part, les ouvertures des trompes d'Eustache, il aurait provoqué un épanchement ex-vacuo de la caisse, avec catarrhe de l'oreille moyenne et un certain degré de surdité. Pour la durée du séjour du corps étranger dans le naso-pharynx ; l'auteur considère son cas comme unique dans la littérature. (*Wien. Clin. Wochens.*, n° 38, 1896).

DIAGNOSTIC

Diagnostic positif. — Lorsque chez une personne se plaignant de migraines fréquentes ou de névralgies faciales tenaces, on constate l'existence *d'un écoulement nasal unilatéral et le plus souvent fétide*, on doit toujours songer à la possibilité d'un calcul et pratiquer la *rhinoscopie antérieure*.

Le plus souvent, on n'apercevra pas de suite le rhinolithe et l'on devra toujours compléter l'examen par *l'exploration au stylet*. On fouillera, à l'aide de cet instrument, les fongosités recouvrant la muqueuse du cornet inférieur, siège ordinaire du rhinolithe, et s'il en existe un, on aura bientôt la sensation que le stylet est arrêté par un corps de consistance généralement dure, plus ou moins mobile et sur lequel le choc de l'acier produit un bruit sec assez caractéristique.

Ainsi que nous l'avons dit aux symptômes, on doit toujours faire la rhinoscopie postérieure ; c'est en la pratiquant que l'on découvrira les calculs situés très en arrière ou siégeant dans le méat moyen.

Nous regrettons de n'avoir pas pu rencontrer pendant le cours de nos recherches, un malade atteint de rhinolithiase. Nous l'aurions fait radiographier et nous ne doutons pas que la radiographie nous eut fourni des renseignements précieux pour le diagnostic.

Nous nous bornons à attirer sur ce point l'attention des praticiens.

Diagnostic différentiel.— Le diagnostic n'est pas toujours aussi facile que pourrait le laisser croire la description précédente. Aussi, avons-nous pensé qu'il serait bon d'étudier la question plus à fond, et d'éliminer successivement les affections pouvant faire naître le doute dans l'esprit du clinicien.

Au début, l'affection peut être prise pour un coryza aigu, et l'on est rarement amené à faire un diagnostic exact, de la cause si l'on ne pratique pas systématiquement l'examen rhinoscopique chez tous les malades atteints d'affections du nez.

Les commémoratifs manquent souvent, en effet, soit que le corps étranger ait pénétré à l'insu du malade par l'orifice postérieur de la fosse nasale, ou bien que l'on ait affaire à un enfant qui n'ose pas avouer s'être introduit dans le nez un objet quelconque.

L'enchiffrènement et l'écoulement muqueux persistant, on peut penser à un coryza chronique ; mais alors un examen attentif fera déjà noter *l'unilatéralité de l'écoulement* et la rhinoscopie fera découvrir des lésions caractéristiques :

Le cornet inférieur apparaît hypertrophié, rouge, vascularisé. La muqueuse explorée au stylet n'est pas ramollie, ni recouverte de fongosités « *elle rappelle l'aspect d'un sac trop grand pour contenir le cornet.* »

Plus tard, à la *période d'état*, la fétidité des sécrétions nasales pourrait faire songer à l'ozène.

La rhinite atrophique a cependant des caractères qui la différencient bien nettement de la rhinolithiase.

Dans l'ozène en général, pas d'écoulement, mais production de croûtelles jaunâtres, horriblement fétides, dont l'odeur rappelle celle des tissus gangrénés et qui peuvent atteindre de grandes dimensions ; dernièrement, nous en avons retiré une qui reproduisait exactement le moule de la cavité nasale.

La fétidité est *bi-latérale* et, de plus, présente ce caractère qu'elle n'est pas perçue par le malade lui-même.

Dans la rhinolithiase, au contraire :

Ecoulement uni-latéral, *odeur différente de celle de l'ozène*, et fait important, le malade perçoit souvent par la narine saine l'odeur infecte dégagée par l'autre côté.

Du reste, l'examen rhinoscopique lèverait tous les doutes.

En présence des ulcérations que la muqueuse nasale présente souvent à cette période, le médecin pourrait quelquefois songer à des ulcérations syphilitiques. Ce diagnostic ne pourrait l'arrêter longtemps. Le chancre syphilitique, en effet, présente dans les fosses nasales le cortège des symptômes qui l'accompagnent en général.

Les plaques muqueuses offrent l'aspect de petites érosions multiples ne répandant aucune odeur, ne suppurant jamais ; elles coexistent presque toujours avec des plaques muqueuses buccales qui gênent davantage le malade et sur lesquelles il attire généralement l'attention du médecin.

Quant aux lésions tuberculeuses de la muqueuse nasale, elles sont excessivement rares ; de plus, il s'agit la plupart du temps de sujets ayant une tare héréditaire tuberculeuse et atteints eux-mêmes de tuberculose avancée.

Si les lésions, au lieu de s'arrêter à la muqueuse, atteignent les os ou la cloison, l'hésitation sera plus grande. Ces manifestations amenant la nécrose osseuse et la formation de séquestres sont le résultat de la syphilis tertiaire ou de la tuberculose. Le diagnostic est des plus difficile ; beaucoup de symptômes leur sont communs avec ceux de la rhinolithiase : céphalée, douleurs névralgiques, enchiffrènement, catarrhe nasal, sécrétion fétide ou non, insomnies, etc.

On peut encore constater des perforations de la cloison.

Cozzolino cite un cas où le rhinolithe avait perforé la cloison ; c'est un fait extrêmement rare, et cette lésion est le plus souvent attribuable à la syphilis tertiaire.

L'examen rhinoscopique et l'exploration au stylet sont indispensables. On constatera alors l'existence d'un corps étranger friable dans lequel l'instrument pénètre, donnant « la sensation d'une tige rigide pénétrant dans du sucre à demi fondu ».

Nous arrivons au diagnostic différentiel avec les tumeurs des fosses nasales.

Les tumeurs molles ne peuvent guère faire dévier le diagnostic.

Les polypes muqueux sont aisés à reconnaître. Ils sont de couleur blanc grisâtre, piriformes, et ont un aspect gélatineux.

Les angiomes des fosses nasales se reconnaissent à leur surface lisse, à leur couleur rouge ou bleu foncé, à leur consistance élastique. Ces tumeurs s'implantent par une large base à la partie supérieure des fosses nasales.

Les fibromes naso-pharyngiens sont accompagnés de symptômes tellement spéciaux que l'erreur n'est pas possible. Ces fibromes se présentent sous l'aspect de tumeurs rosées, dures, peu mobiles, à prolongements multiples, à marche lente, et envahissant pour les combler toutes les cavités de la face, sinus, orbite, etc. Les déformations extérieures sont souvent très marquées.

Le sarcome a une marche très rapide et l'état général est promptement atteint.

A leur début, les *ostéomes du nez* sont très difficiles à différencier des rhinolithes. Dans ces deux affections, les symptômes ont beaucoup de points communs ; mais dans les ostéomes les lésions s'accompagnent de déformations précoces portant sur le nez, le front, les joues. La rhinoscopie décèle une tumeur volumineuse, noirâtre, très dure, *non mobile.*

L'enchondrome des fosses nasales est tellement rare

qu'il est impossible de lui assigner une symptomatologie spéciale : on n'en connaît que deux observations.

On peut se rendre compte, d'après ce qui précède, que le diagnostic d'un rhinolithe est souvent chose très difficile et mérite de la part du clinicien la plus grande attention.

Pronostic. — Le pronostic, bénin en général, est subordonné à la précocité du diagnostic. En pratiquant *systématiquement* la rhinoscopie chez tous les malades atteints d'affections des fosses nasales, le médecin décèlera assez tôt la présence des rhinolithes pour qu'une extraction, faite dans de bonnes conditions débarrasse le malade et le mette à l'abri des complications énumérées plus haut.

Observation Polo

Gazette médicale de Nantes, 12 juin 1896 ; p. 77

Le corps étranger que je vous présente aujourd'hui, est la propriété d'une femme âgée de cinquante quatre ans, qui souffrait depuis trois années de la narine droite. Dans les derniers temps la respiration de ce côté était devenue de plus en plus difficile; elle mouchait continuellement un liquide séro-sanguinolent extrêmement abondant. Des douleurs sus-orbitaires droites la faisaient beaucoup souffrir.

En présence de ces symptômes et de l'âge de la malade un médecin avait pensé à l'existence d'une tumeur maligne. Le simple examen au spéculum ne pouvait du reste faire rejeter cette idée.

Le tiers postérieur de la narine était obstrué par des bourgeons charnus, recouverts d'un liquide sanieux et saignant au contact du stylet. Après cocaïnisation j'introduisis une sonde droite et longue jusqu'à l'extrémité postérieure de la narine. Je butai contre un corps rugueux assez dur, paraissant dépendre de la paroi externe.

Le gonflement et le mauvais état de la muqueuse empêchait de pouvoir se rendre compte de la dimension et de la forme de la tumeur. L'examen postérieur des fosses nasales ne me renseignait pas beaucoup plus.

Ce qui me donna un indice important, c'est que je parvins à déplacer légèrement l'obstacle ; j'avais affaire soit à une rhinolithe, soit à un corps étranger, bien peu probablement à un séquestre. Le malade affirmait ne s'être jamais rien introduit dans le nez. En tout cas il fallait enlever l'obstacle.

Je dilatai la narine par des mèches de ouate imprégnées de cocaïne, ce qui me permit d'introduire une curette coudée d'Astier (petit modèle) jusque dans le pharynx supérieur. Je pus passer ainsi derrière le corps dur qui me parut être solidement enclavé entre les cornets inférieur et moyen. En faisant basculer obliquement en bas le manche de la curette, je parvins à mobiliser complétement le corps étranger et à le saisir entre les mors d'une forte pince à polypes. Celle-ci dérippa d'abord en amenant quelques détritus grisâtres et crayeux. Je pus enfin extraire un corps irrégulier et anguleux du volume d'une moyenne cerise et de la même consistance que les détritus.

La malade perdit peu de sang. Je la revis quelques jours après elle mouchait normalement et n'avait aucune douleur à la tête, la respiration n'était cependant pas encore aussi bonne à droite qu'à gauche ; ce fait parut tenir à une adhérence de la muqueuse qui s'était probablement formée après l'opération je détruisis très facilement le pont membraneux.

L'aspect extérieur du corps de la tumeur est absolument celui d'une rhinolithe sciée en deux parties. Vous pourrez voir que le centre est formé par un noyau de cerise. La moitié qui manque a servi à M. Andouard, professeur de chimie à l'Ecole de Médecine de Nantes à faire l'analyse de la gangue remarquablement épaisse.

Voici la note qu'il m'a remise.

Calcul des fosses nasales.

Calcul formé sur un noyau de cerise faiblement adhérent à ce noyau assez friable. Il est très rugueux et d'un gris noirâtre à l'extérieur, lisse et blanchâtre dans la partie en contact avec la coque ligneuse.

Isolé du noyau il pèse 0,304 millièmes.

Il est composé de

Phosphate tricalcique..................	52.035
Carbonate de chaux.................. ..	35.174
Carbonate de magnésie.................	0.208
Sulfates alcalins........................	traces
Chlorures alcalins......................	traces
Matières organiques...............	9.49
Eau.......................................	3.74
	100.000

Cette composition chimique diffère de celle d'un calcul dont M. Moure a publié l'analyse en 1894. Ce dernier calcul ne contenait que des traces de carbonate de chaux. A ce point de vue elle se rapproche par contre, des calculs observés par M. Berlioz.

Tous ont comme caractère commun de ne contenir que des traces de chlorure de sodium, sel pourtant si abondant dans les larmes. M. Moure dit avec raison que ce fait s'explique par la quantité d'eau qui lave continuellement les fosses nasales et entraîne toutes les substances solubles.

Nous avons donc eu affaire à un corps étranger devenu rhinolithe, par un séjour prononcé dans les fosses nasales. Le noyau, cause de tout le mal, avait dû pénétrer dans les fosses nasales par les choanes, chassé de la gorge par un effort violent de toux, au moment de la déglutition.

Ce fait concorde bien avec la théorie de Berlioz soutenue aussi par le Dr Monnié. D'après ces auteurs, les rhinolithes ne sont jamais primitives. Au centre de chacune d'elle se trouve toujours, non pas un noyau de cerise, mais un corps étranger si minime qu'il soit, mucus, sang desséché etc. Les rhinolithes peuvent avoir aussi une origine parasitaire comme l'a bien démontré le Dr Galippe, dans ses recherches intéressantes sur la formation du tartre des calculs salivaires.

Observation Scheppegrell

Revue internat. de Rhinol., d'otol., etc, 1896 ; p. 175.

Francis L..., âgée de treize ans, me fut amenée par sa mère en septembre 1894, pour un écoulement catarrhal de la narine droite Elle me raconta l'histoire suivante :

Il y a environ trois ans, sans qu'elle pût se rappeler à quel propos, la narine droite commença à couler, comme il arrive sous l'influence d'un froid continu. Peu après, elle eut des maux de tête, éprouva de la difficulté à respirer, et ne put dormir que la bouche ouverte.

Un médecin fut appelé qui prit la température et, la trouvant plutôt élevée, il diagnostiqua une « malaria ». On lui donna de la quinine et d'autres remèdes pour la malaria, sans succès, la température continuant à monter et variant de 99° à 101°.

L'haleine était forte et l'appétit léger. Après avoir essayé les remèdes contre la fièvre et d'autres traitements prescrits par divers médecins, sans aucun mieux apparent, un ami conseilla à la mère de me faire examiner l'enfant, en lui disant que les symptômes dont elle souffrait, pourraient bien ne venir que de son catarrhe.

Examen Rhinoscopique. — Il montra la fosse nasale gauche sténosée par une déviation de la cloison, la droite atrophiée et sur le plancher de cette dernière, on apercevait une masse noire, ayant une mauvaise odeur et quelque peu semblable aux croûtes qu'on trouve si souvent dans l'ozène. Des essais pour déplacer cette masse au moyen d'une sonde d'argent, donnèrent lieu à un bruit sec, et je fis le diagnostic de rhinolithe.

Après avoir nettoyé la narine à l'aide d'une irrigation nasale, je tentai d'enlever la pierre, mais sans succès, l'ouverture antérieure n'étant pas assez large pour permettre son passage. Une partie de la masse calcaire fut brisée au moyen d'une forte pince, et la rhinolithe fut alors enlevée sans beaucoup de difficultés.

La narine avait été anesthésiée par une solution de cocaïne à 10 °/₀ et l'enfant ressentit à peine de la douleur pendant l'opération. La pierre pesait vingt-quatre grains un quart.

On fit à l'enfant un lavage antiseptique du nez et la fièvre et les maux de tête ne réapparurent plus. Ce spécimen fut envoyé au Dr Metz, le chimiste de la ville, qui en pratiqua une analyse soigneuse ; il déclara que dans ce cas le noyau était formé par un caillot de sang dont la composition apparaissait bien nettement à l'aide du spectroscope.

TRAITEMENT

Les traitements les plus divers ont été proposés contre les calculs du nez, depuis les pommades résolutives que nous ne mentionnerons que pour mémoire et dont nous n'essayerons même pas de démontrer l'inutilité.

On a essayé, à l'aide d'injections dans la narine saine, et sous une certaine pression de repousser par la *vis à tergo* le corps étranger. De semblables pratiques doivent être rejetées ; la pression nécessitée est telle qu'il y a danger pour la trompe d'Eustache et l'oreille.

Lorque le rhinolithe est très petit, l'emploi d'une poudre sternutatoire peut suffire pour l'évacuer ; on pourrait encore, dans ces cas, essayer la douche d'air préconisée par Dodd (The lancet, novembre 1888). Bergeat rapporte un cas où il utilisa les propriétés de l'acide chlorhydrique pour dissoudre le calcul. Il appliqua l'acide à l'aide d'une sonde avec une extrémité en forme de spirale et répéta ces applications jusqu'à ce que le calcul fût assez diminué de taille pour être enlevé avec facilité. Les circonstances dans lesquelles ces traitements peuvent être employés sont peu fréquentes, et, dans la grande majorité des cas on devra recourir à l'extraction.

Il est très rare que l'on soit obligé de recourir à une opération sanglante. Les voies naturelles suffisent ordinairement à l'ablation des calculs qui se fait, le plus souvent, par l'orifice antérieur des fosses nasales.

Si cet orifice est de trop petites dimensions ou si, bien que normal, il ne peut livrer passage à un calcul trop gros, on est alors autorisé à tenter de repousser le rinolithe par l'orifice postérieur.

On devra toujours préalablement en faisant le toucher du rhino-pharynx, s'assurer de l'état des choanes ; il serait même préférable de faire la rhinoscopie postérieure.

Ce procédé fut employé par Moure. Scheppegrell propose alors, quand on s'en sert « de maintenir le voile du palais contre le pharynx avec un doigt de la main gauche, de façon que le corps étranger ne puisse être avalé ni tomber dans le larynx ».

Quant aux instruments employés, ils sont différents selon les opérateurs.

Voltolini eut le premier l'idée de se servir de l'anse métallique qui peut donner parfois de bons résultats.

Les pinces droites et courbes, les stylets et les crochets droits ou recourbés sont les instruments les plus communément utilisés. On a rarement à combattre après l'opération des hémorragies bien intenses et l'on n'est presque jamais obligé de recourir au tamponnement.

On a conseillé, comme traitement ultérieur, de tamponner à la gaze iodoformée ou de faire des lavages des fosses nasales avec des solutions antiseptiques.

Nous croyons que le modus faciendi indiqué plus bas est préférable et nous pensons, en tout cas, qu'il ne faut jamais laisser les malades se faire eux-même des lavages des fosses nasales, sous peine de voir survenir des salpyngites et des otites toujours dangereuses, et longues à soigner.

A notre avis, le traitement le plus rationnel est celui que nous avons toujours vu employer avec succès à la Clinique de Notre Maître M. le Docteur Ruault.

On commence par nettoyer la narine à l'aide de tampons d'ouate hydrophile ou d'un lavage léger si cela est nécessaire.

On badigeonne ensuite à l'aide de la solution suivante préparée extemporanément :

Solution de quinze ou vingt pour cent de chlorhydrate de cocaïne dans une solution récente d'adrénaline au millième.

Outre l'insensibilité qu'il procure, ce badigeonnage a l'avantage de diminuer le volume de la muqueuse congestionnée. On peut alors procéder à l'extraction.

Le Dr Ruault s'est servi d'une sorte de curette mousse dont l'extrémité aplatie est susceptible de se recourber sous l'action d'une vis placée à l'autre extrémité (cet instrument est semblable à celui qu'a inventé Leroy d'Etiolles pour l'extraction des corps étrangers de l'urèthre).

Entre le plancher et la rhinolithe, il introduit à plat la curette assez profondément pour pouvoir, en manœuvrant la vis, accrocher la face postérieure du calcul. Il maintient l'instrument en place avec la main gauche pendant que de la droite il saisit à l'aide d'une pince la partie antérieure du rhinolithe qu'il extrait en tirant avec les deux mains.

Lorsque le calcul est trop gros, on peut essayer de le fractionner avec la pince à morcellement petit modèle.

L'opération terminée, on nettoie la narine à l'aide de tampons d'ouate hydrophile secs, ou imbibés d'huile de vaseline stérilisée (pour les croûtelles adhérentes). On sectionne les adhérences muqueuses, lorsqu'il en existe, puis on insuffle de la poudre d'aristol.

On prescrit au malade la pommade suivante :

Précipité blanc............	trente centigrammes
Vaseline blanche neutre....	trente grammes
Ess. de géranium rosat....	III gouttes.

dont il mettra, matin et soir, gros comme une petite noisette dans chaque narine.

Il est bon, dans les jours qui suivent, de veiller à ce qu'il ne se forme pas de synéchies.

Les accidents cessent, en général, aussitôt l'ablation.

Dans le cas où, le rhinolithe étant trop gros, on ne parviendrait pas à le fractionner, on pourrait alors recourir à la méthode sanglante.

Nous croyons qu'il faudrait préférer à l'incision médiane, une incision dans le pli naso-génien; celle-ci offre le double avantage d'ouvrir largement la cavité nasale en nécessitant une moins grande incision, et de ne laisser qu'une cicatrice imperceptible.

Observation Bark

Revue Internat. de Rhinol., etc,, 1998 ; p. 582

Jane D..., âgée de 26 ans, me fut envoyée par M. Larkin, le 17 novembre 1893. Elle se plaignait d'obstruction de la narine droite avec écoulement purulent, douleurs frontales, et épiphora.

Ces symptômes dataient de trois ans et étaient devenus fort douloureux.

En élargissant la narine droite au moyen de tampons de cocaïne (solution à 10 0/0), et en examinant par la rhinoscopie antérieure, je découvris une excroissance gélatineuse ayant des points calcaires. Cette matière se trouvait à la base de la fosse nasale. Au moyen de la sonde on sentait une matière dure, et l'on constatait la présence d'une rhinolithe ; elle était fermement attachée dans des granulations. Sous le chloroforme, la pierre fut enlevée avec une forte pince, non sans difficulté. Il s'ensuivit une forte hémorragie nécessitant le tamponnement de la narine droite, avec de la gaze iodoformée pendant vingt-quatre heures. Quelques jours après, le tampon étant enlevé, à l'examen on constata que l'endroit de la plaie était couvert de granulations, dans lesquelles le calcul était encastré. Celles-ci furent enlevées au moyen du serre-nœud et du galvano-cautère ; les narines furent ensuite irriguées avec un liquide alcalin antiseptique. Je revis la malade un an après.

Tous les symptômes désagréables avaient disparu, et la narine affectée était saine et libre.

Le calcul est assez grand, de forme ovale irrégulière, avec de nombreux prolongements acuminés. Il appartient évidemment à la variété molle et phosphatique, que l'on trouve ordinairement dans le nez. Il pesait, aussitôt l'extirpation, deux grammes environ. Le noyau du calcul est un petit morceau d'ardoise, qui devait y être depuis fort longtemps, la malade ne sachant comment ni ne pouvant se rappeler quand l'accident avait eu lieu.

Observation Gradenigo

Annales des maladies de l'oreille, du larynx, du nez et du pharynx 1895; p. 246.

Il s'agit d'une femme âgée d'environ trente ans, souffrant depuis une dizaine d'années de douleurs de tête intenses, surtout dans la région frontale, qui ont résisté jusqu'alors à tous les modes de traitement.

Dans ces derniers temps les douleurs augmentèrent, et se propagèrent du front aux oreilles et à l'occiput ; le nez ne présentait aucun symptôme subjectif particulier, à part une abondante sécrétion de la narine droite.

L'examen objectif révèle une obstruction complète de cette narine, causée par une masse de granulations provenant de la région moyenne du cornet inférieur et moyen ainsi que de la portion correspondante de la cloison.

A l'aide du spéculum mis au contact des granulations qui donnent aisément issue à du sang on découvre la présence d'une masse pierreuse. La cocaïnisation ne fait gagner que peu d'espace pour la vue ; on ne réussit, par un examen attentif, qu'à découvrir que le corps dur présente une surface convexe et qu'il est coloré en noir.

Au moyen des pinces on ne réussit à extraire qu'un fragment de substance dure, noirâtre, friable, mais on n'a aucune prise sur la masse principale et on doit bientôt renoncer à se servir de l'instrument, car on s'aperçoit que le corps étranger est repoussé plus en arrière par les pinces.

C'est seulement à la deuxième séance et à l'aide des crochets boutonnés introduits entre la masse et les parois nasales jusque derrière celle-ci que l'on réussit par d'assez fortes tractions à mobiliser le corps étranger de la masse granuleuse dans laquelle il est renfermé et à l'extraire.

Depuis l'ablation, la malade ne ressent plus ni maux de tête ni écoulement purulent.

Le corps étranger semblait être un calcul. L'examen aimablement pratiqué par notre confrère le Professeur Carbone lecteur à l'hôpital Moricien de Turin donna les résultats suivants.

Le calcul a une forme régulièrement conique, sa base est convexe ; sa surface présente de légères aspérités. Il est formé d'un noyau central recouvert d'une mince écorce de couleur verdâtre ; aux endroits où celle-ci est déchirée on aperçoit le noyau couleur de liège ; en sciant le calcul dans son axe principal on constate qu'il est composé d'un noyau de cerise, recouvert de sels inorganiques. L'analyse qualitative de l'écorce nous a fait connaître qu'elle renfermait du carbone et du phosphate de magnésie avec des traces de fer.

On remarquera que la malade ne se souvient nullement à quelle occasion ce noyau de cerise peut avoir pénétré dans sa fosse nasale ; selon toute probabilité cette pénétration est survenue dans l'enfance ou dans la première jeunesse.

Observation Ripault

Annales des mal. de l'oreille, etc., 1895, XXI ; p. 520.

La — Marie, huit ans se présente à la consultation du Dr Gougenheim pour obstruction de la narine droite.

Il est en effet facile de constater que la narine droite est beaucoup moins perméable que la gauche, elle est de plus le siège d'un écoulement muqueux plutôt que franchement purulent.

A la rhinoscopie antérieure, on aperçoit à deux centimètres à peine du vestibule, un corps grisâtre, irrégulier, très allongé dans le sens antéro-postérieur, reposant sur le plancher et remplissant l'espace qui sépare la cloison du cornet et du méat inférieur.

Au stylet sensation très nette de dureté et rugosité ; à peine de mobilité.

Muqueuse du voisinage normale.

Le corps étranger, à cause de son volume considérable, ne peut être extrait ; on commence par le broyer à plusieurs reprises avec une pince nasale et on extrait ainsi plusieurs fragments ; puis la tumeur réduite et devenue mobile est accrochée par derrière avec un crochet mousse et attirée en avant ; à l'aide de la pince on peut enfin saisir le calcul et l'amener au dehors en forçant un peu le méat nasal ; hémorragie médiocre.

Le stylet et la vue permettent de constater alors une fosse nasale tout à fait normale.

Le calcul sectionné à la scie permit de retrouver à son centre un noyau de cerise, qui avait été introduit dans la narine depuis plusieurs années ; car l'obstruction nasale remontait à une date déjà fort éloignée.

CONCLUSIONS.

1° La rhinolithiase est une affection moins rare qu'on ne le croyait autrefois. Par suite de la vulgarisation de la rhinoscopie, les observations se sont multipliées et de soixante-dix qu'on en comptait en 1894, leur nombre atteint aujourd'hui cent cinquante environ.

2° Nous ne croyons pas nécessaire de conserver la division en rhinolithes primitifs et secondaires, persuadé que nous sommes de la nécessité d'un noyau quelconque (corps étranger, mucus concrété, amas microbien, etc.) comme point de départ de la précipitation des sels minéraux contenus dans le mucus nasal et dans les larmes.

Quant à la cause de cette précipitation, nous pensons qu'il faut l'attribuer aux facteurs suivants :

(α) Irritation incessante, par la présence du rhinolithe de la membrane de Schneider, amenant une perturbation dans la fonction glandulaire de cette muqueuse, et par suite de cette altération, un changement dans la composition du mucus sécrété.

(β) Action sur ce mucus plus ou moins altéré, des microbes de la fosse nasale, dont le nombre est augmenté et la virulence exaltée par suite de l'obstruction totale ou partielle de la narine.

3° Le diagnostic parfois impossible est cependant facile en général. Le clinicien y arrivera, en pratiquant systématiquement la rhinoscopie, chez tous les malades se plaignant d'affection des fosses nasales et en s'aidant dans cet examen, d'une soigneuse exploration au stylet.

4° Quant au pronostic de l'affection, il est bénin ; les accidents disparaissent aussitôt l'extraction du rhinolithe qui est le seul traitement à conseiller.

BIBLIOGRAPHIE

Agar (M. F.).— A case of rhinoliths. *Med. Press. a. Circ.* London 1893, N. S. VI, 526.

Allen (H.). — Rhinoliths, *Internat. M. Mag.*, Phila., 1 894-5 III, 189-191.

Ascendo (M.). — Rhinolithe associato a polipi mucosi del naso. *Arch. ital. di Otol.* etc., Torino 1901, XI, 100-101.

Axmann. — *Arch. méd.*, 1829.

Baber (E. C.). — Case of rhinolith, with remarks. *Brit. M. J.*, London 1885, II, 736. *Lancet*, Lond., 187-772.

Baden (G.). — Ect Tilfaelde af Rinolit. *Hosp. Tid.*, *Kjqoenk.*, 1889, 3 R., VII, 41-43.

Ball (J. B.). — Case of rhinolith. *Brit. M. J.*, London 1890, I, 478.

Bark (J.). — Rhinoliths. *Liverpool M. Chir. J.*, 1896, XVI, 235-238. — *Rev. de laryngol.* etc. Paris 1897, XVII, 1235-1237. — *Rev. internat. de rhinol, otol. et laryngol.*, Paris 1898, VIII, 581-597.

BARTHOLIN. — *Hist. an rara, cent. 1 hist.* 13, p. 47, 1654 et *hist. cent.* 4, p. 404 historia 85.

BEACH. — *New-York Americ. Record*, 1885.

BÉRARD. — *Diction. méd.*, tome XXI.

BERGEAT (H.). — Die Verkleinerung von Sequestern in der Nasenhöhle und von Rhinoliten mittels Saüren ; Notiz über einen Rhinoliten. *München. med. Wchnschr*, 1895., 19 mars.

BERLIOZ (A.). — Examen de quatre rhinolithes. *Arch. internat. de laryngol.* etc., Paris 1801, IN, 132-139.

BIGELOW (J. M.). — A rhinolith. *Albany M. Ann.*, 1887, VIII, 178.

BOSWORTH. — A treatise on diseases of the rose and Thiat, *New-Yorh* 1889.

BOVILL (E.). — A case of rhinolith. *Brit. M. J.*, Lond., 1886, II, 718.

BRODIE. — *Annales de thérap. méd. et chirurg.* N° 2 mai 1844.

BRON. — *Gazette méd. de Lyon*, 1867.

BROWN (W. M.). — Case of calculus in the right nasal cavity. *Edimbo. M. J.*, 1859, V, 501-503.

BRAISLIN. — Rhinolith specimen and history. Discussion. *Brooklyn M. J.* 1900, XIV, 403.

CHARAZAC (J.). — Etude sur les rhinolithes. *Rev. méd. de Toulouse* 1888, XXII, 217-265.

CLARK. — *Albany medical Annals* 1883.

CLAUDER. — *Ephemer. curios. dec.* an 13, obs. 78 année, 1685.

CLAY (A. F.). — A case of rhinolith. *Brit. M. J.* London 1887, I, 328.

CHIARI (O.). — Nanseistein *Anz. k. k. Gesellsch. d'. Aerzte*, in Wein, 1885-6, 353. — Ein Fall von Rhinolithiasis. *Wien. med. Wchnsch.*, 1885. XXXV, 1397-1401. — Deux cas de rhinolithiase avec remarques sur l'étiologie. *Ann. d. mal. de l'oreille, du larynx* etc. Paris 1890 XVI, 18-21.

COLLARD DE MARTIGNY. — Analyse de calculs nasaux. *J. de chim. méd.*, etc. Paris, 1831, VII, 723-728. — *J. compl. du dict. d. sc. méd.*, Paris 1832, XLII, 424-427.

Cook. — *Ranking's abstract.* 1847, vol. VI.

Cozzolino (N.). — Un grosso calcolo della fossa nasale siuistra *Arch. ital. de Laryngol.*, Napoli, 1888, VIII 23-26. — Rhinolito o calcolo nasale con distruzione pazial del setto nasale *Morgagni*, Milano 1893, XXXV, 154-169.

Creswel-Baber. — Note sur un cas de rhinolithe. *British med. journal*, 17 oct. 1881. — *Brit med. journal*, 17 oct. 1885.

Czarda. — *Gazette méd. de Paris*, déc. 1845. — Des corps étrangers du nez et des concrétions calcaires *Gazette méd.*, Paris, n°s 49 et 50, 1884.

Demarquay. — Mémoire sur les calculs des fosses nasales. *Ann. de la chirur. franç. et étrang.*, Paris 1845, XIV, 353-369. — *Arch. gén. de Méd.*, Paris 1845, II, 174-192.

Didsbury (G.). — Contribution à l'étude des rhinolithes, Paris 1894, 4°.

Doss. — A rare case of nasal calculus. *Indian M. G* , Calcutta 1873, VIII, 43.

Duplay et Reclus. — *Traité de chirurgie.*

Fearnley (W.). — A rhinolith discovered by accident. *Brit. M. J.*, Lond. 1893, I, 405.

Felt (C. L.). — Rhinòliths, with report of two cases of diagnostic interest. *Internat. M. Mag. N.-Y.*, 1901, X, 207-210.

Ferré. — Rhinolithe. *Soc. anat.*, Bordeaux, 20 juin 1887.

Fethke. — Ueber einem seltenerem Fall von Nasenstein. *Kônigsb i. Pr.*, 1897, 8°.

Follin et Duplay. — *Traité pathol. ext.* 3e vol.

Forest de. — Rhinolith ; specimen and history, Discussion *Brooklyn M. J.*, 1900, XIV, 401-402.

Fowler (R.). — Rhinolith ; spécimen and history, Discussion *Brooklyn M. J.*, 1900, XIV, 401-402.

Garel (J.). — Un cas de rhinolithe. *Ann. d. mal de l'oreille, du larynx* etc., Paris, 1889, XV, 337-380.

Gerber. — Zur Kenntniss der Nasenteine. *Deutsche med. Wchnschr. Leipz. u Berlin*, 1892, XVIII, 1165

Gillette. — Calcul des fosses nasales. *Union méd.*, Paris, 1876, 3 s., XXI, 121-125.

GRADENIGO (G.). — Sur un cas de rhinolithe. *Ann. d. mal de l'oreille, du larynx* etc., Paris 1895, XXI, pt. 2 246.

GRAEFFE. — *Annales oculistique,* t. VIII, liv. et V, p. 203.

HAJEK (M.). — Nasensteine *Internat. klin. Rundsc. Wien,* 1892, VI, 1543.

HALL (F. de H.). A case of rhinolith. *Tr. Clin, Soc. Lond.*, 1892, 3. XXVI, 60-67.

A case of rhinolith. *Tr. South Indian Branch Brit. M. Ass.* 1893-5, Madras, 1895, V, 33.

HAYEM. — *Revue des sc. médic.* Années 1885-86, 87.

HAYS. — *America nJournal of medical science,* Avril 1858.

HENDLEY (T.). — *British medical journal,* oct. 1886.

Calculs du nez. *Brit. med. journ.* 11 déc. 1886.

HÉRING (T.). — Foreign bodies and calcareous deposits in the nasal cavities *Gaz. lek.*, Warszawa, 1881, 2 s., I, 29-32.

HERZFELD (J.). — Ueber einen aus Schrwfeleisen bestehenden Rhinolithen, nebst Bemerkungen über Schwefelwassers tofflbildung innerhalb der Nase, *Monatschr f. Ohrenh.*, Berl., 1897, XXXI. 63-65.

HICKMANN. — *British medical Journal,* 1867.

HILL (J. F.). — Unusual sized rhinolith removed with the lithotrite with prompt cessation of prolonged disturbances. *J. Med. a. Sc. Portland.* 1897-8. IV, 281.

HIRSCHMANN. — Nasenstein. *Berl. klin. Wehnschr.* 1903. XI, III.

HORN. — Dans Schmucker, obs. 22, p, 289. 1788.

INGERSOLL (J. M.). — A large rhinolith *Cleveland J. M.* 1901, VI, 182-183.— A large rhinolith. Discussion. *Cleveland J. M.* 1901. VI. 183. — Rhinoliths and foreign bodies in the nose, *Med. Rec.*, N. Y. 1902. L XI, 575-576, 2 fig.

JACQUEMART. — Amas considérable de concrétions calcaires dans les fosses nasales. *Ann. d. mal de l'oreille et du larynx,* Par., 1884, X, 47-51.

JACQUEMART. — Des rhinolithes ou concrétions calcaires des fosses nasales. *Alger, méd.* 1885, XIII, 105-110.

JANATKA (F.). — Rhinopharyngolith. *Wien. klin. Runsdschau,* 1896, X, 643.

KEIPER (G. F.).— A cherry stone in the nose ; rhinolithis remo val. *N. York M. J.* 1894, IX, 21.

KERNE (DE). — Obs. 46, déc. 3 an. 5 et 6.

KOCHLER. — Rhinolithe. *Tageblatt du 49 Versamml. deustcher Natuforsch und Aerzte in Berlin*, 18, 24 sept. 1886.

KÖSTLIN. — Steiniges Concrement in der Nase. *Med. Cor. Bl, d. vürttemb. ärztl. Ver. Stuttg.*) 1854, XXIV, 51.

KRAUSE. — Demonstration d'une rhinolithe *Deutchemed Ztg.* n° 44, 1 juin 1885.

KUHN. — Ein Fall von Rhinolithenbildung *Monatschr f. Ohrenh., Berl.*, 1892, XXVI, 189.

LANTIN (G.). — Ueber Freimdkörper der oberen Luftwege und vier neue Fälle von Rhinolithen *Arch. f. Laryngol. u. Rhinol.*, Berl., 1896, IV. 137-162. — *Revue hebd. de rhinol., d'otol. et de Laryngol.*, 12 déc. 1896, p. 1502.

LINCOLN. (W.) - A large rhinolith. Discussion. *Cleveland J. M.* 1901, VI, 183.

LOGAN (P. W.). — Rhinolith. *St-Louis M. a. S. J.*, 1885, XIIX, 73.

LOWENTHAL (S.). — Ueber Rhinolithiasis *Berlin* 1894, 8°

LUNIN (V. J.). — K. kazuïstike rinolitov. (Rhinoliths) (*Med. Obozr.*) *Mosk.*, 1895, XIIX. 615.

MALUNTIN (E. N.). — Sluchaï nosovikh kannei u 12 lietneï dtevockki. (*Med. Obozr. Mosc.*), 1896. XIV, 418-422. — Sluchaï nosovovo ksamuya (Rhinolithiasis) (*Med. Obozr Mosk.*) 1898. I. 334-337.

MASCAREL (J.). — Observation de calcul dans les fosses nasales, erreur de diagnostic : extraction ; guérison. *Bull. Soc. de Chir. de Paris.* 1851, II, 322-326.

MASINI (G.). — Un calcolo della fossa nasale destra *Gaz. d. osp., Milano*, 1888, IX, 426.

MARCHAL. — Un cas de rhinolithe. *Gazette méd. de Picardie*, Amiens, 1897, XV, 257-262.

MATHI DE GARDI. — Pratica Venise post. 2 cap. 14 p. 308.

MEYER (F.). — Ein Beitrag zur Frage der Entstehung des

Nasensteine; *Arch. f. Laryngol.,* u. *Rhinol* Berlin., 1899, IX, 64-69.

Miot (C.). — Un cas de rhinolithe. *Rev. hebd. de laryng.* etc. Paris 1898 XVIII, 1127-1136.

Miller (L.-H.). — Rhinolith; specimen and history *Brooklyn M. J.,* 1900 XIV, 398-400, 1 fig.

Mitter (K.-K.). — A case of nasal calculus. *Indian M. Gaz.* Calcutta, 1873, VIII, 156.

Moldenhauer. — Traité des maladies des fosses nasales, du sinus, et du pharynx nasal trad. par Potiquet 1888.

Monnié (E.-J.). — Contribution à l'étude des rhinolithes. Bordeaux 1889, 4°.

Morel-Mackenzie. — A manuel of diseases of the troat and nose, *Lond.* 1880. Traité des maladies de la gorge et du nez, trad. par Moure et Charazac p. 292.

Morelli (K.). — Arhö (rhinolithe) egjesete. *Orvosi hetil.*, Budapest. 1886 XXX, 1513-1518. — Arkö eselek. Cases of nasal calculi. *Orvosi heti.*, Budapest, 1896 XI, 541.

Moriary (M. D.). — A case of rhinolith. *Brit. M. J.* Lond., 1886, I, 690.

Moure. — Des pseudo tumeurs des fosses nasales. *Rev. mens. de Laryngol et Rhinol*, 1882. — *Traité des maladies du nez.* — *Revue mensuelle de Laryng. et Rhinol,* années 1884-1888. — *Gazette hebd. d. sc. méd. de Bordeaux*, 1893, XIV, 376-388. — *Monatschrift für Ohrenh.*, juillet 1895.

Nolte. — Ein grosser Nasenstein *Allg. med. Centr.-Ztg.* Berlin, 1887 LXV, 1181.

Noquet. — Un cas de rhinolithe. *Bull. méd. du nord*, Lille 1894, XXXIII, 377-385. — Sur un cas de rhinolithe. *Ann. mal. de l'or.* 1894, juin. Un cas de rhinolithe. *Rev. de laryngol.*, etc., Paris 1894, XIV, 623-628.

Nourse (W.-E.-C.). — Case of calculus in the nostril. *Brit M. J.* Lond. 1883. II 728.

Ostrino (G.). - Un caso di rinolite. *Gior. d. r. Accad. di med. di Torino*, 1898, 4. s., XIVI, 215.

PAUT (H.-D.). — Nasal deformity and obstruction due to a large rhinolith *Indian M. Rec.*, Calcutta, 1898, XIV, 188.

PHILLIPS ET CUNIER. — Fistule lacrymale entretenue par un calcul engagé dans le canal nasal *Arch. de la méd. bel. Brux.* 1842, IX. 389.

POLO. — Présentation d'une rhinolithe phosphatique formée par un noyau de cerise; considération sur la formation des calculs du nez. *Gaz. méd. de Nantes*, 1895-6 XIV, 77. — Présentation d'une rhinolithe phosphatique formée par un noyau de cerise *Revue hebd. de laryngol.* etc. Paris 1896, XVI, p. 12, 964-966.

POOLE (W.-H.). — Rhinolith or nasal calculus; report of a case and exhibition of pathological specimen *Louisville M. Month.*, 1898-9, v. 297. — Rhinolith or nasal calculus, *Nashville J. M. a. S.*, 1898 XXXIV, 161-164.

POWER (D'A.). — A rhinolith *Tr. Path. soc. Lond.* (1886-7)-1887.

PRICHARD (A.-W.). — Case of nasal calculus *Tr. Bristol Med. Chir. soc.* 1878, I, 101.

REYNOLDS. — Rhinolith ; specimen and history (discussion) *Brookhlyn M. J.*, 1900 XIV, 400.

RINDFLEISCH. — *Deutsch. medic. Zeitung.* 1887.

RIPAULT (H.). — Un cas de rhinolithe. *Ann. d. mal. de l'oreille, du larynx* etc. Par., 1895, XXI pt. 2. 520.

RITTER (C.). — Ein Fall von Steinbildung in der Nasenhöhle *Memorabilien. Heilbr.*, 1876, XXI, 311.

ROBERTS (A.-D.). — Severe delirium in a child of two years and a half, caused by the ladgment of a small stone in the lest nostra *Lancet Lond.*, 1894, p. 794.

ROE (J.-C.). — A nasal calculus removed from the right nasal fossa, weighing forty grains, having for its nucleus a small pledget of cotton *Arch. Laryngol.*, *N. Y.* 1880. I, 149-154.

ROHRER. — Ein Fall von Rhinolitenbildung *Wien. klin. Wchnschr.*, 1890 III, 27. — Ein neuer Fall von Rhinolithenhildung. *Wien. klin Wchnschr.*, 1902, V, 85.

ROTHENAICHER. — Künstliche Entfernung eines einen Kirschkern enthaltenden Rhinolithen *Monatschr. f. Ohrenh.*, *Berl.* 1897, XXXI, 65.

Rouyer. — Lachrymal calculus. *Bull. Soc. anat. de Paris*, 1857 XXXII. 51. — Lacrymal calculus. *Bull. Soc. anat. de Paris*, 1858 XXXIII, 3.

Ruault. — Trois cas de rhinolithiase. *Rev. de laryngol.*, etc. Paris 1890, X, 530-533.

Ruysch. — *Obs. anat.* Amsterdam. obs. 44 p. 42, 1733.

Saviales. — *Bulletin de la Faculté de méd*, t. VI p. 44, 1814.

Schaser. — Ueber einen Fall von Rhinolith *Cor. Bl. d. allg. ârz. Ver. v. Thüringen, Weimar* 1900, XXIX 390-391.

Scheppegrell (W.). — Etiologie, symptômes et traitement des rhinolithes, avec relation d'un cas. *Rev. internat. de Rhinol. otol. et laryngol.*, Paris 1896, VI, 175-177.

Schmalowski (R.). — Ueber Nasensteine, nebst Mitteilung von zelm neuen Fällen. *Kônigsberg i Pr.*, 1897, 8°.

Schmiegelow. — Quelques remarques sur les rhinolithes. *Rev. mens. de laryng. otol.* 1er nov. 1884. — On Stendannelse i Näsehulen (sur les rhinolithes. (C. r.) n° 22 *Nord. med. Arch. Stockholm*, 1884, XVI, n° 16, 1-10.

Schuster. — Lacrymal calculus *Ztschr. d. nordd. Chir. Ver.*, Magdeb. 1847, I, 339-348.

Seeligmann (M.). — Ueber Nasensteine, und Hnschluss an zwei neue Fälle (*Heidelberg*), Karlsruhe, 2792, 8°

Seifert. — Ueber Rhinolithen *Sitzungsber. d phys. med, Gesellsch. zu Würzburg*, 1895, 112—116

Seiler, (C.). — Two cases of very large rhinoliths *Tr. Path. Soc.* Phila., 1885-7 XIII, 125-127.

Silich. — Stones en the nasal cavity. St Petersb., 1888, 8°.

Silitch (L.). — Rinoliths and foreign bodies in nose. Moskwa 1890, 12°, 24 p.

Smith. — *British med. journ.* 14 dec. 1857.

Spillmann. — *Art. nez dict. Encyclop. des s. méd*, 2e ser. t. XIII p. 27.

Stoker (J.). — Case of rhinolith. *Tr. Path. Soc. Lond,*, 1886 XXXVII, 449.

Stucky (J. A.). — Rhinolith, weighing seventy six grains, in a childten years of age *Laryngoscope* St. Louis, 1896, l, 102.

TAPTAS. — Rhinolithes. *Gaz méd. d'Orient*, Constant., 1900, XLIV, 311.

THAND. (K.). — A case of nasal calculus or rhinolith, *Indian M. Rec.*, Calcutta, 1896, XI, 418.

TILLAUX, — *Sté Chirurgie* 1876 (janvier).

VERNEUIL. — Calcul des fosses nasales pris au début pour une névralgie, puis pour une nécrose des os du nez; accès douloureux très intenses et intermittents; lithotritie en quatre séances expulsion du reste de la concrétion; guérison suivie de légère difformité du nez *Bull. soc. de Chir.*, Paris 1859, IX, 488-493,

WAGNER (R.). — Rhinolith. *München. med. Wchnchr.*, 1891, XXXVIII, 833.

WAKEFIELD (W. H.) — Nasal calculus or rhinolith, with report of a case. *Charlotte (N. C.) M. J.* 1895, IV, n° 2-36-38.

WEIL (C.). -- Haselnussgrosser Rhinolith; hyperostotische Verengerung der rechten Nasenhöhle und Polypen an der unteren Muscehel *Prag. med. Wchnchr.*, 1880 V, 441.

WEST (J. F.) — Notes on a case of rhinolith, or nasal calculus *Lancet*, Lond., 1872, I, 147.

WHITE (J. A,). — Nasal catarrh of swenty-eight years, duration cured in a few weeks by removal of a rhinolith. *Virginia M. Month.*, *Richmond*, 1890-91, XVII, 438-440.

WOOD (W). Rhinolith. specimen and history (Discussion) *Brooklyn M. J.*, 1909, XIV, 402.

WRIGHT (J.). — A case of rhinolith and two cases of a tooth in the nose. *Med. Rec.*, N. Y., 1889, XXXVI, 396.

Rhinolith; specimen and history (Discussion(*Brooklyn* M. J. 1900 XIV, 402-403.

ZAKHER (A. V.). — Nasal calculi. *Vracht Gaz.* St-Péterb. 1903, X, 331, 349.

Paris. — Imprimerie de l'Institut de Bibliographie. — IV-1904, n° 1487.

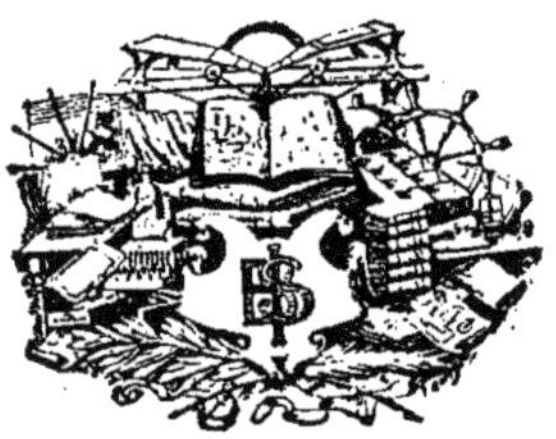

Paris. — Imprimerie de l'Institut de Bibliographie.

www.ingramcontent.com/pod-product-compliance
Ingram Content Group UK Ltd.
Pitfield, Milton Keynes, MK11 3LW, UK
UKHW020309220726
13923UKWH00003B/1043